Sitzungsberichte der Heidelberger Akademie der Wissenschaften

Stiftung Heinrich Lanz

Mathematisch-naturwissenschaftliche Klasse

*) *Jahrgang* 1921 *erschien im Verlage von Carl Winters Universitätsbuchhandlung in Heidelberg.*

Im Verlag von Walter de Gruyter & Co. vormals G. J. Göschen'sche Verlagshandlung — J. Guttentag, Verlagsbuchhandlung — Georg Reimer — Karl J. Trübner — Veit & Comp., Berlin, erschienen:

Abteilung A. Mathematisch-physikalische Wissenschaften.

Jahrg. 1922: 3 Hefte. — Jahrg. 1923: 5 Hefte. — Jahrg. 1924: 11 Hefte

Abteilung B. Biologische Wissenschaften.

Jahrgang 1923: 1 Heft.

Von Jahrgang 1925 *ab findet die Trennung in Abteilung A und B nicht mehr statt.*

Vom Jahrgang 1925 sind 15 Hefte, vom Jahrgang 1926 13 Hefte erschienen. Verzeichnisse auf Wunsch.

Jahrgang 1927. 1. LOEWY, ALFRED. Neue elementare Begründung und Erweiterung der Galoisschen Theorie. Reichsmark 1.60

2. LIEBMANN, HEINRICH. Rhombische Geradennetze im Raum. Reichsmark 1.—
3. VOLK, OTTO. Über geodätische Dreiecknetze auf Flächen konstanten Krümmungsmaßes. Reichsmark 1.80
4. PÜTTER. A. Chemische Reizwirkung und Giftwirkung. Mit einem mathematischen Anhang: Ein Diffusionsproblem von E. TREFFTZ. Reichsmark 2.40
5. REMBS, EDUARD. Die Verbiegung des verlängerten Rotationsellipsoids. Reichsmark 1.60
6. MAYER, ADOLF. Naturwissenschaftliche Ästhetik. Reichsmark 0.90
7. MAYER, ADOLF. Naturwissenschaftliche Volkswirtschaftslehre. Reichsm. 0.80
8. BAER, R., KAPFERER, H., KRULL, W., SCHMIDT, F. K. Beiträge zur Algebra. Nr. 5—10. Reichsmark 6.20
9. MÜLLER, MAX. Über die Eindeutigkeit der Integrale eines Systems gewöhnlicher Differentialgleichungen und die Konvergenz einer Gattung von Verfahren zur Approximation dieser Integrale. Reichsmark 2.50
10. FREUDENBERG, KARL. Intramolekulare Umlagerung optisch-aktiver Systeme. Reichsmark 1.—
11. ROESER, ERNST. Abbildung der hyperbolischen Ebene auf die Kugel mittels der Beziehung zwischen Lot und Parallelwinkel. Reichsmark 1.—
12. RÜGER, L. Die direkte gebirgsgetreue Übertragung der auf dem Universaldrehtisch gewonnenen Messungsergebnisse gebirgsorientierter Schliffe in das Diagramm. Reichsmark 1.20
13. JOST, L. Elektrische Potentialdifferenzen an der Einzelzelle. Reichsmark 1.90

Jahrgang 1928. 1. RÜGER, L. Einige Bemerkungen zur Darstellung tektonischer Elemente, insbesondere von Klüften und Harnischen. Reichsm. 1.20

2. HERBST, CURT. Untersuchungen zur Bestimmung des Geschlechts. Ein neuer Weg zur Lösung des Geschlechtsbestimmungsproblems bei Bonellia viridis. Reichsmark 1.50
3. MERTON, HUGO. Untersuchungen über die Entstehung amöbenähnlicher Zellen aus absterbenden Infusorien. Reichsmark 2.20
4. BAER, REINHOLD. Zur Einordnung der Theorie der Mischgruppen in die Gruppentheorie. Reichsmark 2.20
5. BAER, REINHOLD. Über die Zerlegungen einer Mischgruppe nach einer Untermischgruppe. Reichsmark 1.50
6. ROESER, ERNST. Komplementäre Körper der beiden nichteuklidischen Geometrien. Reichsmark 1.—
7. KRULL, WOLFGANG. Primidealketten in allgemeinen Ringbereichen. Rm. 1.10
8. SALOMON, WILHELM. Geol. Beobachtungen des Leonardo da Vinci. Rm. 0.90
9. LIEBMANN, HEINRICH. Die Sätze von Lie und Gambier über Kurven eines Linienkomplexes. Reichsmark 0.90

(Fortsetzung siehe 3. Umschlagseite)

*) Bestellungen auf solche Veröffentlichungen der math.-naturw. Klasse, welche früher im Verlag von Carl Winters Universitätsbuchhandlung in Heidelberg erschienen sind, nimmt auch der Verlag Walter de Gruyter & Co., Berlin, entgegen.

Sitzungsberichte
der Heidelberger Akademie der Wissenschaften
Mathematisch-naturwissenschaftliche Klasse
Jahrgang 1933. 5. Abhandlung

Studien über den Schwindel

Von

P. Vogel
Assistent der Nervenabteilung der Med. Klinik Heidelberg

Vorgelegt den 21. Juli 1933
durch Freiherrn v. Weizsäcker

Berlin und Leipzig 1933
Walter de Gruyter & Co.
vormals G. J. Göschen'sche Verlagshandlung / J. Guttentag, Verlagsbuchhandlung / Georg Reimer / Karl J. Trübner / Veit & Comp.

Archiv-Nr. 52 04 33
Druck von Walter de Gruyter & Co., Berlin W 10

Vorwort.

Diese Studien stützen sich auf Versuche und klinische Beobachtungen, die in den letzten zwei Jahren angestellt wurden und deren Ergebnisse zu einem Teil schon veröffentlicht sind. Mit der vorliegenden Arbeit ist eine zusammenfassendere, mehr auf das Allgemeine gerichtete Darstellung einiger Hauptfragen des großen Gebietes des Schwindels beabsichtigt. Zu diesem Zweck ist das Material über die bisherigen Arbeiten hinaus überall erweitert worden. Außerdem war es nötig, mehr als bisher in die physiologische und psychologische Theorie einzudringen und neue Fragen einzubeziehen.

Wie alle Darstellungen dieses Gebietes leidet auch diese Arbeit darunter, daß Schwindelversuche nur schwer in voller Anschaulichkeit mitgeteilt werden können; handelt es sich doch dabei um Erlebnisse und recht komplizierte Bewegungen, die beide in Zahlen nicht recht faßbar sind. Bei jedem Versuch der Objektivierung droht auf der anderen Seite die Gefahr der Schematisierung. Wir haben uns bemüht, diese Schwierigkeit zu überwinden, indem wir im Text eine sich möglichst dicht an die Wirklichkeit haltende Deskription geben und in den Anhängen Beispiele von Versuchsprotokollen anfügen. Beides soll sich ergänzen und sich gegenseitig korrigieren.

Die erste Anregung zu diesen Untersuchungen über den Schwindel ist von Professor von Weizsäcker ausgegangen. Viele seiner Arbeiten, die das hier behandelte Problem berühren, haben diese Studien entscheidend mitbestimmt.

Kapitel I.

Überblick über die historische Entwicklung des Schwindelproblems.

Wenn den in dieser Arbeit niedergelegten experimentellen und klinischen Untersuchungen ein kurzer Überblick über die historische Entwicklung des Schwindelproblems vorangestellt wird, so geschieht das nicht in erster Linie um den Fortschritt des Wissens auf diesem Gebiete erkennen zu lassen und die Zunahme des Tatsachenmateriales Schritt für Schritt zu verfolgen. Solche Übersichten finden sich in einer Reihe von Handbüchern und Referatenblättern. Uns liegt vielmehr daran, durch historische Besinnung zu einer Sichtung der Tatsachen zu kommen und die führenden Ansätze aufzuzeigen, um so die eigenen Untersuchungen richtig lokalisieren und beurteilen zu können. Denn das Anwachsen des Wissensstoffes läßt oft die ursprüngliche Problematik eines Themas undurchsichtig werden und führt dazu, Voraussetzungen für selbstverständlich zu halten, deren Gültigkeit gerade immer wieder zu prüfen ist. Der historische Vergleich, die Konfrontation dessen, was gegenwärtig vorliegt, mit dem, was war, kann in solcher Situation zu erwünschter Klärung führen.

Ein Überblick über die Entwicklung des Schwindelproblems, soweit es Gegenstand experimenteller Forschung gewesen ist — nur dieser Zeitabschnitt soll hier behandelt werden — läßt mehrere Abschnitte erkennen, die auf die Frage, was der Schwindel sei, recht verschiedene Antworten gegeben haben. PURKINJE's Arbeiten über den Schwindel enthalten die erste umfassende Physiologie des ganzen Gebietes. Ausgehend von älteren Beobachtungen und Versuchen, vor allem ERASMUS DARWIN's ist in ihnen der ganze Tatsachenkreis des Schwindels systematisch verarbeitet, die Grundlage aller späteren experimentellen Schwindelforschung gelegt und eine einheitliche Lehre vom Schwindel gestaltet worden. Der zweite Abschnitt, der eine neue Wendung des Problemes bringt, erhält seine Prägung durch die klinischen Beobachtungen MÉNIÈRE's, die Experimente von GOLTZ und EWALD und durch die MACH-BREUERsche Theorie der Labyrinthfunktion. Was damals gefunden und an grundsätzlichen Anschauungen entwickelt wurde, gilt auch in der heutigen Physiologie des Schwindels noch. Mannigfach modifiziert in den Einzelheiten zwar, aber auf das Denkschema hin angesehen kaum verändert. In welcher Weise Arbeiten der letzten Jahre auch dieses Bild wieder umzuformen beginnen, wird noch gezeigt werden. Es wird als ein Kuriosum der Historie des hier besprochenen Problemkreises angesehen, daß zu Beginn dieses zweiten Abschnittes die Funktion der Bogengänge des Labyrinthes und ihre Bedeutung von neuem entdeckt wurden, die doch Flourens in seinen Tierexperimenten schon 1824 eingehend beschrieben hatte. Aber dieses Kuriosum wird verständlich, wenn man die Situation der Physiologie um 1820 und die um 1870 herum, die diese Entdeckung vorfindet, sich vor Augen führt.

Purkinjes Phänomenologie des Schwindels.

Kann man überhaupt von einer solchen sprechen, oder wird bei solcher Bezeichnung eigenwillig Sinn und Geist früherer Forschung verfälscht? Purkinje's erste Arbeit über den Schwindel trägt den Titel: Beiträge zur näheren Kenntnis des Schwindels aus heautognostischen Daten. Heautognosie aber umfaßt nach seinen eigenen Worten „alle Beschränkungen und Formen des Bewußtseins, insofern sie auf empirischem Wege wahrnehmbar sind". Die Lehre von den subjektiven Scheinbewegungen, zu denen auch der Schwindel gehört, ist ein wichtiger Teil davon. Lassen wir uns weiter durch den Titel der Arbeit erinnern an Purkinje's ein Jahr früher erschienene „Beiträge zur Kenntnis des Sehens in subjektiver Hinsicht", so kann kein Zweifel darüber sein, daß für Purkinje die Phänomenologie der sinnlichen Erlebnisse der Weg zur Physiologie der Sinne ist. So steht denn auch im Mittelpunkt seiner ersten Arbeit über den Schwindel: die phänomenologische Analyse der Schwindelerlebnisse, soweit sie „in die Gewalt des heautognostischen Experimentes gegeben sind". Einbezogen in diese Untersuchung werden möglichst viele Schwindelarten: der Bewegungsschwindel, der galvanische Schwindel, der Höhenschwindel, aber auch der Schwindel, der die Ohnmacht und die Intoxikation durch narkotische Mittel begleitet, endlich der sogenannte Zeitschwindel. Der Kreis der Schwindelerlebnisse wird also möglichst weit und umfassend genommen. Es wird nicht im Verfolg einer bestimmten physiologischen Vorstellung ein bestimmter Bezirk des eigentlichen Schwindels ausgegrenzt, wozu später eine gewisse Neigung besteht, sondern von vornherein gehören alle Erlebnisse dazu, bei denen im Leben von Schwindel gesprochen wird. Diese Offenheit für alle subjektiven Äußerungen des Lebens, der „sinnliche Wahrheit das Höchste“ ist, ist ein Charakteristikum aller PURKINJE'schen Forschungen. Aus diesem großen Bereich des Schwindels wird nun für die genauere Analyse der Bewegungsschwindel herausgegriffen, um an diesem Einzelfall die Grundphänomene aufzuzeigen. PURKINJE geht aus von einem Selbstversuch: er dreht sich in gerader Haltung mit offenen Augen eine Zeitlang schnell um sich selber und bleibt dann plötzlich stehen. Dieser Versuch wird dann so variiert, daß immer wieder andere Kopfstellungen beim Sich-Drehen eingenommen werden, um so alle Modifikationen des Raumes nachzubilden. Die bei diesem Versuch auftretenden Schwindelphänomene äußern sich nun in der Sphäre des Gesichtssinnes (als Augenschwindel), in der des Tastsinnes (als Tastschwindel), in der des Gefühlssinnes, des Gehörssinnes und im Blutsystem. Am Schwindel nehmen also alle Sinneskreise teil, jeder in der ihm eigentümlichen Sprache. Der Schwindel hat verschiedene Modifikationen in den untergeordneten Sinneskreisen, und er ergreift auch die vegetativen Systeme. Er kann lokalisiert bleiben auf eine Sinnessphäre (partieller Schwindel). Er kann aber auch das gesamte System in Mitleidenschaft ziehen (allgemeiner Schwindel). Für das Grundphänomen des Schwindels in allen einzelnen Sinnesgebieten hält PURKINJE die Scheinbewegung der (sichtbaren, tastbaren usw.) Gegenstände. Seine vorläufige Definition sagt, daß der Schwindel „eine durch subjektive Zustände bedingte Scheinbewegung der Sinneserscheinungen sei, die durch eine Täuschung aufs Objektive übertragen wird“. Durch ein längeres Sich-Drehen etwa kommt es zu einer Tendenz der Motorik, sich nach einer bestimmten Richtung zu bewegen. Diese Tendenz ist als solche nicht mehr bewußt. Erfolgen dann willkürliche Bewegungen, wie das plötzliche Stehenbleiben, so geht in diese die nicht bewußte Einstellung der Motorik mit ein und verändert das Verhältnis des Körpers zum Raum. Weil die durch die Drehung hervorgerufene Bewegungstendenz sich bewußtlos als solche nicht wahrnehmbar für das Subjekt vollzieht, wird sie auf das Objekt übertragen, und dieses erscheint nun in Bewegung. Weil, so sagt PURKINJE an anderer Stelle, sich für die Augenbewegungen oder Körperbewegungen im Bewußtsein keine subjektiven Gründe finden lassen, werden sie als Bewegungen der Objekte des Außen erlebt. Aus der geradezu klassischen Schilderung, die Purkinje von seinem Drehversuch gibt, geht mit aller Deutlichkeit hervor, welches Erlebnis dieser Deutung des Schwindels zugrunde liegt: dies nämlich, daß bei fortgesetzter Umdrehung die Drehbewegung des Körpers sich immer mehr einschwingt, immer leichter wird, geradezu von selbst abläuft, und daß beim Stehenbleiben vom Subjekt ein deutlicher Widerstand zu überwinden ist. In diesem Widerstand erscheint dem Subjekt eine „fremde Kraft", die den Körper weiterdrehen will. Sie wird bewußt als Scheinbewegung der sicht- und tastbaren Außenwelt, wenn das Subjekt sich sehend und tastend mit ihr in Verbindung setzt.

Purkinje's phänomenologische Analyse deckt also im Schwindel eine eigentümliche Dynamik zwischen Subjekt und Außenwelt, zwischen Ich und dem Fremden auf. Sie zeigt, wie im Ablauf eines Schwindelversuches die Kräfte sich verschieben und sich wandeln; ursprünglich Bewußtes, Willkürliches, zum Ich Gehöriges bewußtlos wird, als „fremde Kraft" erscheint und verkannt wird als Scheinbewegung der Außenwelt. Wie ein Kampf entsteht, der sympathisch alle Sinneskreise ergreift, einen Aufruhr im vegetativen Leben stiftet und so eine Erschütterung der ganzen Person herbeiführt.

Purkinje und Flourens.

Im Jahre 1822 erschienen Flourens' „auf Versuche gegründete Untersuchungen der Kräfte und Verrichtungen des Nervensystems". Mit diesen Untersuchungen wollte Flourens die Kräfte des Nervensystems und den Anteil bestimmen, den die verschiedenen Teile (das Gehirn, das Kleinhirn, das Rückenmark usw.) bei den sogenannten willkürlichen Bewegungen, denen der Ortsveränderung, des Erfassens usw. haben. Was Albrecht von Haller und seine Schüler noch unklar tastend begonnen hatten, nämlich experimentell bei Tieren Gehirnverletzungen zu setzen und deren Folgen zu studieren, das wurde von Flourens in systematischer Weise zu einer Methode der Gehirnforschung ausgebaut. Den verschiedensten Tieren der Wirbeltierreihe wurden nach Freilegung bestimmte Hirnteile teilweise oder ganz exstirpiert. Dann wurde das Verhalten dieser Tiere vor allem bei ihren motorischen Leistungen beobachtet. Es wurde festgestellt, was sie nicht mehr konnten und was sie an Ausfällen boten. Und es wurde gefolgert, daß der weggenommene Hirnteil normalerweise die fehlende oder gestörte Leistung verwalte. Es lag in der Art dieser Experimente, daß sie vor allem über die Beziehungen des Nervensystems zur Motorik Auskunft gaben. Die Bewegungen der Tiere und ihre Störungen waren ja direkt sichtbar und beobachtbar. Sie waren gewissermaßen der objektivste Test für die Folgen der Operation. Wir erfahren aus dem Kommissionsbericht an die Pariser Akademie der Wissenschaften, welcher Befund unter den Ergebnissen FLOURENS' den größten Eindruck auf die Zeitgenossen machte. Es war die Feststellung, daß das Kleinhirn „die zur Ortsveränderung nötigen Bewegungen des Tieres in gewisser Art ordne und ins Gleichgewicht bringe". FLOURENS hatte nämlich beobachtet, daß mit zunehmender operativer Entfernung des Kleinhirns die Tiere einen schwankenden, unordentlichen, an die Betrunkenheit erinnernden Gang bekamen, daß Stehen, Gehen und Fliegen ungeschickt, schließlich ganz unmöglich wurde, und daß jede Art von Gleichgewichtserhaltung schwand. Er schloß daraus, daß das Kleinhirn die Bewegungen zwar nicht erregt oder will, sie aber verknüpft, ordnet, koordiniert.

PURKINJE hat diese Entdeckung FLOURENS' und die späteren ähnlichen von MAGENDIE in ihrer vollen Bedeutung erkannt, und er hat in einer zweiten großen Arbeit über den Schwindel sich ausführlich mit ihnen auseinandergesetzt. Er wendet gegen FLOURENS' These, daß das Kleinhirn die Bewegungen ordne, ein, daß sie zu allgemein und inhaltlich nicht bestimmt genug sei. Den zerebellaren Bewegungsstörungen, die FLOURENS rein formal als ungeordnet und regellos charakterisiert hatte, gibt PURKINJE eine inhaltliche, erlebnismäßige Deutung, indem er sie als Schwindelbewegungen wiedererkennt. Aus seinem heautognostischen Experiment über den Drehschwindel wußte er, daß es dabei zu einer „einseitigen Bewegungstendenz" des Körpers kommt, die ihn weiterdrehen will. Er betont, daß es sich dabei nicht um eine „bloße quantitative Affektion der einen oder andern Seite" handelt, wie bei einer Lähmung, sondern um eine positive richtungsmäßige Determination beider Seiten. Die Tierversuche der Franzosen, vor allem die MAGENDIE's, die PURKINJE selbst wiederholte, in denen es nach Verletzungen bestimmter Kleinhirnteile zu Drehungen der Tiere um die Längsachse, zu Rollbewegungen kam, lassen PURKINJE keinen Zweifel daran, daß in diesen Versuchen und in seinen Schwindelexperimenten die gleichen Bewegungsstörungen auftreten, daß die Phänomene dieser scheinbar unzweckmäßigen Bewegungen als

Schwindel anzusprechen seien. Bewegungsstörungen und räumliche Desorientierung sind so im Schwindel auf das engste verknüpft. „Die Bewegungsfunktionen des Gehirns müssen mit den Erscheinungen des Schwindels unter einen Begriff gebracht werden. — Im Schwindel kommt es zu einer Störung in dem Gleichgewicht der willkürlichen Bewegungskräfte und der mit ihnen aufs innigste verknüpften Raumanschauung. — Im inneren Sinne erscheint der Schwindel als eine Verwirrung der räumlichen Anschauung durch scheinbare, den Objekten nicht entsprechende Bewegung, äußerlich durch unwillkürliche einseitige Muskelaktionen." In solchen immer neuen Formulierungen bemüht sich Purkinje, die psychophysische Einheit des Schwindels zu erfassen. Gegenüber den Versuchen Flourens' und Magendie's sieht er den unvergleichlichen Vorzug seiner Forschung darin, daß sie es gestattet, sich zugleich „über die Veränderung im inneren Sinne Rechenschaft geben zu können". Erst auf diese Weise können die Untersuchungen über die Gehirnfunktionen einem vollen physiologischen Verständnis zugeführt wurden.

In Purkinje und Flourens stoßen zwei tiefverschiedene Potenzen der Physiologie des 18. Jahrhunderts zusammen. Purkinje fand die Anregung zu seinen Schwindelstudien in den Schriften Erasmus Darwins, dessen Zoonomie ein vitalistisches Buch ist, erfüllt von dem Kampf gegen alle mechanistischen Erklärungsversuche der Lebensvorgänge. Und die Grundhaltung seiner sinnesphysiologischen Forschung verdankt ihren Ursprung Goethe und seiner Farbenlehre.

Flourens' Tierversuche schließen nach Methode und Fragestellung an Experimente Albrecht von Hallers und seiner Schüler an, für die die Newtonsche Mechanik das große Erklärungsprinzip organischer Vorgänge war. Kein Wunder, daß ihnen die Beobachtung von Bewegungserscheinungen der eigentliche Ausgangsgunkt wissenschaftlicher Physiologie war. Nun wird klar, was Purkinje unternahm, als er die Untersuchungen der französischen Physiologen mit seinen eigenen verbinden wollte. Er vereinigte seine phänomenologischen Befunde, seine heautognostischen Daten mit den Ergebnissen der Tierversuche, mit der objektiven Beobachtung von motorischen Störungen zu einer das Erlebnis und die Körperbewegung umfassenden Schwindellehre, die so eine psychophysische wurde. Die innige Verknüpfung aber von Bewegungskräften und räumlicher Anschauung, wie sie im Schwindel sich zeigt, ist im Organismus gegeben dadurch, daß beide Phänomene Lebensäußerungen desselben Organes sind. So fragen wir jetzt nach der organologischen Grundlage, die PURKINJE seiner Schwindellehre gegeben hat.

Die Organgrundlage des Schwindels.

PURKINJE glaubte, daß zunächst einmal durch die Schwungbewegung beim Sich-Drehen das Blut in den großen Organen, in den „weichen Gebilden", sich anhäufe und auf diese Weise die Gefühle der Schwere im Kopf und des Druckes auf der Brust, die den Schwindel begleiten, zustande kämen. Die Hauptrolle jedoch beim Zustandekommen des Schwindels spielte für ihn das Gehirn, das Organ, von dem die bewußte willkürliche Bewegung ausgeht und das zugleich das der räumlichen Anschauung ist. Entscheidend für diese Lehre sprachen die Erfahrungen seiner Drehversuche, die zusammengefaßt sind in der bekannten PURKINJE'schen Regel: „daß nämlich der Durchschnitt des Kopfes, um dessen Achse die erste Bewegung geschah, die Schwindelbewegung bei jeder nachmaligen Lage des Kopfes unverändert bestimmt". Diese Abhängigkeit der Ebene und Richtung des Schwindels von der Kopflage, die PURKINJE in allen nur erdenklichen Stellungen immer wieder fand, konnte nicht anders gedeutet werden. Die Vorstellung war, daß die weiche Gehirnmasse, die durch gespannte Membranen in ihrer Form erhalten wird, durch die Dreh- oder Progressivbewegungen Abänderungen in der Kohäsion ihrer Teilchen erleide, daß diese Teilchen zum mindesten in eine Bewegungstendenz nach einer Seite geraten, nach vorn, hinten, rechts, links, oben, unten, gezerrt werden und so die Veränderungen der Bewegung und Anschauung begründen. Nach Aufhören der realen Drehung bleiben diese Kohäsionsveränderungen noch eine Weile bestehen. In der schon zitierten zweiten Arbeit über den Schwindel wird von neuem auf diese Kohäsionsveränderungen der Teile gegeneinander eingegangen und dabei als Vergleich und anschauliches Bild das Verhalten einer Flüssigkeit in einem sich in Drehung oder geradlinig fortschreitender Bewegung befindlichen Gefäße angeführt. Die spätere MACH-BREUERsche Theorie ist hier in ihrem Kernpunkt vorausgenommen, nur wird sie auf die Gehirnmasse selbst bezogen und nicht auf die Endolymphe. Und in OPPENHEIMS Lehre von der traumatischen Neurose als einer molekularen Erschütterung des Gehirns steckt noch etwas von dieser mechanischen Vorstellung der Kohäsionsveränderungen der Gehirnteilchen.

Zwischen den grobmechanischen Läsionen des Gehirns, wie sie die Franzosen in ihren Tierversuchen setzten, und diesen Zerrungen und Dehnungen der Teilchen bestehen für Purkinje nur graduelle Unterschiede. So spricht er im Hinblick auf diese Tierversuche davon, daß er sein eigenes Gehirn „verwandten mechanischen und dynamischen Einwirkungen", nämlich durch die Drehbewegung, unterworfen habe. Aber auch alle andern Schwindelformen, wie der galvanische, der Schwindel bei der Ohnmacht, die Drehkrankheit der Schafe usw., werden auf die gleichen Kohäsionsveränderungen der Hirnteilchen zurückgeführt, so daß eine einheitliche Lehre vom Schwindel entsteht, die das ganze weite Gebiet zu umspannen versucht.

Durch die mechanische Einwirkung der Drehbewegung oder einer geradlinig fortschreitenden Bewegung wird das Gehirn „einseitig determiniert", in seiner inneren Struktur nach einer bestimmten Richtung hin umgeordnet — wir würden sagen — umgestimmt. Solcher einseitigen asymmetrischen Umstimmung entspricht der Drehschwindel in einer bestimmten Richtung; den einseitigen Verletzungen des Kleinhirns oder seiner Schenkel, Rollbewegungen der Tiere um die Längsachse, wie sie Magendie beobachtete. Daß Flourens nie solche systematischen Bewegungsstörungen bei seinen Kleinhirnexstirpationen zu sehen bekam, erklärt Purkinje damit, daß er keine asymmetrischen, sondern symmetrische Verletzungen setzte. Dadurch verwirren sich die Determinationen nach rechts oder nach links, es entsteht eine Unbestimmtheit der Bewegungsstörungen, die der Anlaß war, daß Flourens für die zerebellaren Bewegungsstörungen nur den farblosen Ausdruck ungeordnet finden konnte. Purkinje aber wußte aus seinen Selbstversuchen, welche völlig richtungslose Verwirrung der räumlichen Anschauung auftrat, wenn der Kopf während des Drehversuches nicht in einer bestimmten Stellung gehalten, sondern hin- und herbewegt oder völlig sich selbst überlassen wurde. Es konnte dann nicht zu einer eindeutigen Determination kommen; vielmehr wirkten viele durcheinander, und die Folge war das Chaos.

Mit diesen Gedanken ist zusammengenommen, was man später als systematischen und unsystematischen Schwindel scharf unterschieden hat, wobei allerdings die Physiologie mit dem unsystematischen Schwindel nie etwas Rechtes anfangen konnte. Der eigentliche Schwindel war der systematische. Die so bedeutsame Lehre aber von den raumrichtungsgemäßen Bestimmungen infolge asymmetrischer Einwirkung hat erst in den letzten Jahren wieder neues Interesse gewonnen. Die Kritiker der Reflexlehre haben sie, wohl ohne sich der PURKINJE'schen Anschauungen zu erinnern, wieder aufgenommen.

Als Organ steht also im Mittelpunkt der Lehre vom Schwindel bei PURKINJE das Gehirn. Das ist nicht nur bei ihm der Fall, sondern auch in der alten Klinik, der der Schwindel ein zerebrales Symptom war. Schwindel ist gleichsam das Gemeingefühl, das im Kopfe sitzt, wie die Angst in der Brust. Der Kranke deutet nach dem Kopfe, wenn er von seinem Schwindel spricht. Und ganz ähnlich wie PURKINJE glaubte noch HITZIG, direkt das Gehirn zu reizen, als er seine Versuche über den galvanischen Schwindel vornahm. Diese waren eigentlich nur ein Sonderfall seiner andern berühmten Rindenreizung. FLOURENS' Entdeckung der Erscheinungen, welche das Zerschneiden der halbzirkelförmigen Kanäle begleiten, die 1825 veröffentlicht wurde, blieb in dieser Situation zunächst ohne jede Bedeutung.

An der Schwelle des zweiten Abschnittes der Schwindelforschung stehen, wie schon erwähnt wurde, die klinischen Beobachtungen MÉNIÈRE's (1861), die Arbeit von GOLTZ „über die physiologische Bedeutung der Bogengänge des Ohrlabyrinthes" (1870) und die Untersuchungen von MACH und BREUER über die Bewegungsempfindungen und die Labyrinthfunktion (1874). In Physiologie und Pathologie wird damit das Labyrinth zum eigentlichen Organ des Schwindels, während das Gehirn ganz zurücktritt. Aber diese Wandlung ist nicht die einzige, vielleicht auch nicht die entscheidende für unser Problem. Am bedeutsamsten ist die Entwicklung und Ausbildung gewisser physiologischer Grundvorstellungen, gewisser Denkformen, die inzwischen geschehen war und nach denen nun auch die Schwindelphänomene behandelt wurden. Der Reflex und die Empfindung sind die beiden fundamentalen Begriffe, die die klassische Physiologie seit Johannes MÜLLERS berühmtem Handbuch immer klarer herausarbeitet. Auf diese wurden nach Möglichkeit alle nervösen Leistungen reduziert; sie waren die Elemente, aus denen Wahrnehmen und Handeln konstruiert werden sollten. Reflexphysiologie und Sinnesphysiologie entwickelten die Gesetze und Regeln, nach denen dies geschah. Beide gingen getrennte Wege, wurden geradezu zwei autonome Provinzen der Physiologie, und in zunehmendem Maße setzten sie sich auch in den einzelnen Forschungen voneinander ab. Daß dieser Dualismus in engem Zusammenhang steht mit der Entwicklung des psychophysischen Problems im 19. Jahrhundert, ja daß dessen Dialektik sich geradezu in jener Zweiheit abspielt, soll hier nur angedeutet werden. Die Behandlung der konkreten Frage des Schwindels durch die Reflexphysiologie einerseits, die Sinnesphysiologie andererseits, wird das zur Genüge verdeutlichen. Die Anschauungen, die auf diesen beiden Wegen der Physiologie gewonnen worden sind, lassen sich schlagwortartig zusammenfassen in die beiden Sätze: Der Schwindel ist wesentlich eine Gleichgewichtsstörung und: der Schwindel ist wesentlich eine Sinnestäuschung. Von diesen beiden Lehren soll nun ein kurzer, die Hauptpunkte berührender Überblick gegeben werden.

Schwindel als Gleichgewichtsstörung.

Eine gute Anschauung und eine klare Entwicklung der wesentlichen Momente dieser Lehre vom Schwindel findet sich in den Untersuchungen von Ewald. Mit einer minutiösen Technik und einer äußerst genauen Beobachtung und Kontrolle hat Ewald an Tieren, vor allem an Tauben, die Funktionen des Labyrinthes studiert. Er knüpfte an an die Durchschneidung und Exstirpation der halbzirkelförmigen Kanäle, wie sie vor ihm bereits Flourens und Goltz ausgeführt hatten. Er erweiterte diese Versuche durch Plombierungen und Reizungen einzelner Bogengänge und nahm schließlich auf Grund der so gewonnenen Erkenntnis Stellung zur Frage des Schwindels beim Menschen. „Schwindel entsteht“, so führt Ewald aus, „falls ein oder mehrere Hilfsmittel versagen, die uns zur statischen Orientierung dienen, d. h. also, wenn eines der Sinnesorgane, die bei der Erhaltung des Gleichgewichts eine Rolle spielen, in seinen normalen Funktionen beeinträchtigt wird.“ Das wichtigste Organ dieser statischen Orientierung, dasjenige, das deshalb auch besonders geeignet ist, Schwindel zu erzeugen, ist für Ewald das Labyrinth. Zwar wird in seiner Darstellung auch auf den optischen, den optokinetischen, den kinästhetischen Schwindel Bezug genommen, aber diese andern Hilfsmittel statischer Orientierung spielen für seine Theorie des Schwindels nur eine untergeordnete Rolle. Das Organ, das der Gleichgewichtsregulierung schlechthin, fast in spezifischer Weise, dient, ist das Labyrinth.

Wie vollzieht sich diese Regulierung? An labyrinthlosen Tieren fiel eine Schwäche und eine Herabsetzung der groben Kraft der Bewegungen auf, die besonders eindrucksvoll an den Kopfbewegungen und an der Kopfhaltung der Taube zu demonstrieren war. Damit verbunden war ein Mangel der Präzision aller willkürlichen Muskelaktionen: des Stehens, Gehens und Fliegens. Da es sich nicht um regelrechte Lähmungen handelte, so schloß EWALD, daß von den Labyrinthen ein tonisierender Einfluß auf die gesamte Skelettmuskulatur ausginge (sogenannter Labyrinthtonus). Allerdings traf dieser Einfluß nicht alle Muskeln in gleicher Weise. Die Prüfung der einzelnen Muskelgruppen und die nach einseitiger Labyrinthentfernung auftretenden spiraligen Verdrehungen wiesen darauf hin, daß die funktionellen Beziehungen in dieser Hinsicht engere, wie z. B. zu den Augen- und Halsmuskeln, und entferntere sein konnten. Ähnliches ergab sich für die beiden Körperhälften. Vermehrung und Verminderung dieses Labyrinthtonus führen zu Kontraktion und Erschlaffung der Muskeln, deren Effekt eine Bewegung oder eine Bewegungshemmung des Tieres ist. Die adäquaten Reize für dieses Tonuslabyrinth, wie EWALD den nicht akustischen Anteil des Endorgans des 8. Hirnnerven nannte, sind die Kopfbewegungen, dann auch die Körperbewegungen, die mit einer Verschiebung der Endolymphe verbunden sind und so den Erregungszustand des Rezeptors verändern. Auf die Einzelheiten der Reizübertragung soll hier nicht näher eingegangen werden. EWALD vermutete, daß der Bogengangsapparat vor allem auf Rotationsbewegungen, der Otolithenapparat auf Progressivbewegungen anspreche. Das Spiel der Gleichgewichtsregulierung ist also in der Weise zu denken, daß auf eine passive Bewegung des Körpers hin die Ampullarorgane in Erregung geraten und tonusfördernde bzw. tonushemmende Impulse aussenden, deren motorischer Effekt eine Gegenbewegung des Körpers zur Gleichgewichtshaltung hin ist. Bestimmend für diesen Effekt sind im wesentlichen die Vorgänge im peripheren Rezeptor. Ausdrücklich bemerkt EWALD, daß dieser vom Labyrinth unterhaltene und regulierte Muskeltonus nicht durch Sinnestätigkeit erklärbar ist, und seine Darstellung zeigt deutlich, daß die Tonusregulierung reflektorischen Charakter trägt. Das Zentrum für diese Regulierung, das sogenannte Gleichgewichtszentrum, wurde von EWALD im BECH-

TEREWschen Kerne und im Nucleus triangularis, also in der Medulla oblongata, angenommen.

„Auf diesem Mechanismus beruht die wichtigste Regulierung des Gleichgewichts, das Versagen dieses Mechanismus ist die wichtigste Ursache des Schwindels.“ Mit diesen beiden Sätzen hat EWALD den Kern seiner Lehre vom Schwindel klar formuliert. Zu einem Versagen des Mechanismus der Gleichgewichtsregulierung kommt es immer dann, wenn anormale Reize das Labyrinth treffen. Das geschieht im Drehschwindel, bei der Seekrankheit, beim galvanischen Schwindel und im Schwindel infolge Spülung des Ohres. EWALD spricht sich nicht klar darüber aus, was er unter anormalen Reizen versteht, aber aus der Besprechung der eben angeführten Schwindelformen geht hervor, daß er dabei mit in erster Linie an Reize von zu großer Intensität denkt.

Besteht so der Schwindel im wesentlichen in einer Gleichgewichtsstörung, die zu bestimmten objektiven Symptomen führt, so ist alles übrige, wie EWALD es ausführt, ein subjektives Gefühl, ein rein psychischer Vorgang, der in einer Herabsetzung des statischen Bewußtseins sich dokumentiert. In ihm vereinigen sich die Vorstellung des Fallens, falsche Deutungen von Sinneseindrücken und die Angst vor einer Gefahr. Ganz folgerichtig ist denn auch bei EWALD für diese subjektiven Schwindelempfindungen der Höhenschwindel, der den Phobien nahesteht und für den eine psychologische Erklärung zuständig ist, das typische Beispiel. Fragen wir nun, in welcher Beziehung diese subjektiven Empfindungen und die objektiven Symptome des Schwindels zueinander stehen, so werden wir überraschenderweise an die Anatomie verwiesen. EWALD nimmt an, daß es für die bewußten Schwindelempfindungen ein Zentrum im Großhirn geben müsse, das sogenannte Schwindelzentrum. Und daß zwischen diesen und dem schon erwähnten Gleichgewichtszentrum Verbindungsbahnen vorhanden sein müßten, um die wechselseitige Beeinflussung zwischen den seelischen Vorgängen und den Gleichgewichtsbewegungen zu gewährleisten. Allerdings wird zugegeben, daß weder das angenommene Zentrum in der Hirnrinde noch die Verbindungsbahnen sicher nachgewiesen sind.

Der EWALDschen Lehre vom Schwindel liegt also, wenn wir zusammenfassen, eine physikalisch statische Auffassung des Gleichgewichts und seiner Balance zugrunde, die reflektorisch sich selbst steuert. Das Versagen dieser Steuerung ist das wesentlichste Moment für das Zustandekommen des Schwindels. Außerdem gehen rein psychische Vorgänge von statten, deren anatomische Grundlage mit der des Gleichgewichts verknüpft ist. Die psychophysische Einheit des Schwindels, um die PURKINJE sich so bemühte, klafft hier auseinander in Physik und Psychologie. Die dynamische Beziehung zwischen Scheinbewegungen und motorischen Vorgängen ist gleichsam geronnen und erstarrt zu anatomischen Strukturen. Dagegen ist die Analyse der motorischen Vorgänge des Schwindels weitergetrieben und verfeinert worden. Für die Reizübertragung sind nicht mehr Gehirnveränderungen maßgebend, sondern in erster Linie die Vorgänge in einem peripheren Rezeptor, nämlich dem Labyrinth. Damit rückt gegenüber andern Schwindelformen der Labyrinthschwindel ganz in den Vordergrund.

Schwindel als Sinnestäuschung.

Wir wenden uns nun der andern Lehre vom Schwindel zu, die von der Sinnesphysiologie hier entwickelt worden ist und die im Schwindel im wesentlichen eine Sinneswahrnehmung oder eine Sinnestäuschung sieht. Diese knüpft an PURKINJE's frühe sinnesphysiologische Untersuchungen an, sie erfährt eine systematischere Ausgestaltung durch die Forschungen von MACH und BREUER und sie hat eine ausführliche, die ursprüngliche Auffassung in vielen Punkten modifizierende Darstellung durch W. NAGEL in seinem Handbuch erfahren. Auch hier sollen nur die tragenden Gesichtspunkte in Kürze herausgestellt werden. Die Schwindelform, an der sich diese Lehre orientiert, die gleichsam ihre Urerfahrung vermittelt, ist der Drehschwindel oder noch genauer, der Drehnachschwindel. Dementsprechend wird zum Studium immer wieder der passive Drehversuch benutzt. „Am reinsten fallen die Versuche aus, wenn man bei durchaus unterstütztem Körper passiv bewegt wird" (MACH). MACH begründet diese Wahl mit dem Hinweis, daß auf diese Weise Gleichgewichtsstörungen und die mit ihnen verbundenen Bewegungen, welche die zu beobachtenden Empfindungen komplizieren, nach Möglichkeit ausgeschaltet werden. Auf den alten PURKINJEschen Versuch, in dem man sich aktiv um sich selbst dreht, wird deshalb geringeres Gewicht gelegt. Das eigentliche Fundament der ganzen Lehre besteht nun darin, daß die in solchen Versuchen eintretenden Erlebnisse psychologisch als den Sinneseindrücken zugehörige charakterisiert werden, daß sie als Drehempfindungen aufgefaßt werden. Wie alle anderen Sinnesempfindungen vermitteln diese uns in elementarer Form eine Erkenntnis. Sie sind auf einen Vorgang bezogen, der in ihnen wahrgenommen wird. Sie geben Kunde davon, daß eine Drehung oder genauer ausgedrückt, eine Winkelbeschleunigung unseres Körpers stattfindet. Außerdem wird in ihnen die Richtung dieser Drehung bewußt. Nicht nur Bewegungen in gekrümmter Bahn werden in dieser Weise perzipiert, sondern auch geradlinige Bewegungen. Neben den Drehempfindungen gibt es Empfindungen der Progressivbewegungen. Diesen Bewegungsempfindungen des Körpers wird nun eine durchaus selbständige und eigentümliche Stellung neben den anderen Sinnesempfindungen zuerkannt. Wie eine neue Sinnesmodalität werden sie in der Physiologie behandelt. Ihr Zustandekommen ist analog dem der anderen Sinnesempfindungen in spezifischer Weise einem bestimmten Organ zugeordnet, nämlich dem Labyrinth. Entsprechend den Grundsätzen von Johannes Müller formuliert Mach, daß die Ampullennerven die spezifische Energie haben, auf jeden Reiz mit einer Drehempfindung zu antworten. Mach hat weiter versucht, in ähnlicher Weise die Empfindungen der Progressivbewegungen und diejenigen der Lage als spezifische Sinnesenergien des Otolithenapparates zu beschreiben. Über die Einzelheiten ist viel diskutiert worden. Die weitere Forschung ist der Machschen Lehre nicht in allen Punkten gefolgt. So ist es W. Nagel recht zweifelhaft, ob das, was für die Drehempfindungen gilt, auch auf die andern Bewegungsempfindungen des Körpers ausgedehnt werden kann, da für diese auch noch andere Quellen als die labyrinthären Erregungen in Frage kommen (Verschiebungen der einzelnen Teile des Körpers gegeneinander, Sensationen von seiten der inneren Organe usw.). Als adäquate Reize dieses Sinnesorganes gelten vor allem solche der Massenbeschleunigung und der Zentrifugalkraft. Für die Reizübertragung auf die Sinnesnerven wird in der Mach-Breuerschen Theorie der Labyrinthfunktion eine sehr einleuchtende Vorstellung gefunden, die wichtige Tatsachen, wie das Aufhören der Drehempfindung nach einigen Umdrehungen und das Auftreten des Nachschwindels am Schluß verständlich macht. Von Bedeutung ist dabei, daß für das Zustandekommen der Drehempfindungen und ihr Verhalten im einzelnen stets die physikalischen Vorgänge im peripheren Rezeptor, gleichgültig wie sie auch immer gedeutet wurden, als das ausschlaggebende Moment angesehen wurden, obwohl diese für das vestibuläre System eigentlich nicht mehr darstellen wie die Dioptrik für das Optische. Der Akt der Wahrnehmung findet durch sie keine hinreichende Fundierung.

Dies sind die Grundlagen, auf denen die sinnesphysiologische Lehre vom Schwindel ruht, denn nach dieser sind die Drehempfindungen die den Schwindel bedingenden Bewußtseinsinhalte. So formuliert PÜTTER, daß die halbkreisförmigen Kanäle uns die Empfindungen von Drehungen des Kopfes vermitteln, eine Empfindung, die wir bei genügender Intensität als Drehschwindel bezeichnen. Von andern, und das ist wohl die verbreitetste Ansicht, wird das Moment der Sinnestäuschung mehr in den Vordergrund gestellt. „Schwindel ist eine Täuschung über den Bewegungszustand des Körpers — er kommt zustande, wenn die Angaben des Labyrinthes einerseits und die der übrigen Sinnesorgane andererseits über den Bewegungszustand des Körpers in Widerspruch miteinander stehen" (W. NAGEL). Oder man spricht dann von Drehschwindel, wenn dem Gefühl der Drehung keine reale Drehung entspricht. In der Linie des sinnesphysiologischen Ansatzes wird so der Schwindel zu einem Erkenntnisirrtum, zu einem Fehlurteil.

Es war bereits angedeutet worden, daß um diese Lehre zu entwickeln, die motorischen Erscheinungen des Schwindels geradezu ausgeschaltet werden mußten. Sie sind komplizierende störende Momente in den Drehversuchen, sie treten auch bei Scheinbewegungen auf und werden nach BREUERS Ansicht reflektorisch durch die Bewegungsempfindungen hervorgerufen. W. NAGEL spricht in bezug auf sie von den sogenannten objektiven Schwindelerscheinungen. Eigentlich zum Schwindel, jener bestimmten Gruppe subjektiver Erscheinungen gehörig, erscheinen ihm nur die sich als Gegenbewegung gegen eine wahre oder eine vorgetäuschte Bewegung darstellenden Reaktionen des Körpers. Das übrige sind Reflexe, die als bewußtlose Abläufe nichts mit dem Schwindel im engeren Sinne zu tun haben. Die sinnesphysiologische Lehre vom Schwindel behandelt also die Schwindelbewegungen gewissermaßen als Zutaten, die sekundär hinzukommen, oder als unabhängig vom Schwindelerleben vor sich gehende reflektorische Abläufe.

Die beiden so skizzierten Lehren vom Schwindel sind gleichsam die Schemata, nach denen auch heute noch in Lehr- und Handbüchern das Gebiet des Schwindels dargestellt wird. Wir verkennen nicht, welcher Zuwachs an Wissen inzwischen entstanden ist, welche

Veränderungen im einzelnen sich diese Lehren gefallen lassen mußten. Erinnert sei nur an die Forschungen von Magnus und seiner Schule über die Körperstellung und an M. H. Fischers ausführliche Untersuchungen über fast alle Einzelfragen dieses Gebietes. Baranys Entdeckung einer neuen Untersuchungsmethode des Vestibularapparates und die darauf sich aufbauenden klinischen Beobachtungen sind von besonderer Bedeutung. Aber alle diese Erweiterung unserer Kenntnisse ging gerade von jenen Anschauungen als selbstverständlichen Voraussetzungen aus. Betrachten wir diese noch einmal kurz im Zusammenhang. In beiden Schwindellehren steht als Organ das Labyrinth im Mittelpunkt. Die in ihm vor sich gehenden physikalischen Veränderungen bestimmen in weitem Ausmaße alle anderen Vorgänge. Es besteht die Neigung, den vestbulären, den systematischen Schwindel für den eigentlichen zu halten, demgegenüber alle anderen Schwindelformen zurücktreten. Beide Lehren zerlegen den Schwindelkomplex, um einen Ausdruck Hitzigs anzuwenden, in zwei Hälften, eine subjektive und eine objektive. Je eine wird für die wesentliche gehalten, von der aus die andere als hinzutretende Reaktion oder als von ihr völlig unabhängiger zweiter Bestandteil erscheinen. Eine Psychophysik des Schwindels wird auf diese Weise unmöglich. Wir kommen darauf bei der genaueren Besprechung des galvanischen Schwindels noch einmal zurück. Dort wird auch auf die Schwindellehre Hitzigs näher eingegangen werden. Aus diesen wenigen Hinweisen geht schon hervor, wie tiefgehend die Wandlung ist, die sich seit Purkinje vollzogen hat. In welcher Weise sie mit sehr viel allgemeineren geistesgeschichtlichen Bewegungen verflochten ist, kann hier nicht erörtert werden.

Die Forschung der letzten Jahre hat nun aber doch einigen Erkenntnissen zum Durchbruch verholfen, die nicht mehr eine geradlinige Fortsetzung des bisherigen bilden. So gewinnt etwa in den Arbeiten M. H. Fischers mehr und mehr der Gedanke Raum, daß es neben dem Labyrinth noch eine Reihe anderer Zonen gibt, von denen her Schwindel und zwar die gleiche Schwindelform ausgelöst werden kann. Eine Anschauung, die der Klinik nicht ungeläufig war. In ähnlicher Weise konnte Magnus zeigen, wie in die Regulation der Körperstellung fast an allen Punkten extralabyrinthäre, von der Haut und den Muskeln kommende Impulse eingreifen. Diese können auch das Gleichgewicht des Kopfes herstellen, dessen eigentliches Sinnesorgan ja das Labyrinth sein sollte. Mehr und mehr wird klar, daß die physikalischen Vorgänge im Labyrinth allein die etwa im Drehversuch zu beobachtenden Veränderungen des Sensoriums und Motoriums nicht zutreffend erklären können, daß die physiologischen zentralnervösen Abläufe eine viel größere Berücksichtigung verdienen. ABELS und BARANY haben das seit langem betont und M. H. FISCHER hat in Verfolg dieser Anschauung die vestibuläre Reizung benutzt zu einer Erregbarkeitsprüfung des Z. N. S. Das Bewußtsein, daß zum Schwindel wesentlich Bewegungswahrnehmungen und Gleichgewichtsstörungen gehören, tritt immer stärker hervor. Von der Einheitlichkeit des Schwindelkomplexes ist man überzeugt. Freilich wird diese vorläufig etwas vage und beinahe selbstverständlich als Parallelität von Empfindungen und Reflexen gefaßt, ohne diese Beziehung ausdrücklich zum Problem zu machen und sie evtl. experimentell anzugehen. Im allgemeinen werden Empfindungen und Reflexe des Schwindels gesondert studiert und nebeneinander beschrieben, aber beiden wird die gleiche Dignität zugestanden. In der Psychologie des Schwindels wird in zunehmendem Maße die affektive Seite des Schwindelerlebnisses betont, die sinnlichen dem Erkennen zugehörigen Bestandteile treten zurück. Als spezifisches Unlustgefühl auf Grund einer bewußten oder befürchteten Störung des körperlichen Gleichgewichtes (CURSCHMANN), als ein den Allgemeingefühlen verwandter Reizzustand (KOBRAK), als eine Gemütsbewegung spezifischen Charakters (LEIDLER) wird der Schwindel beschrieben und entsprechend dieser Einstellung interessiert sich die Klinik mehr als früher für die Frage des neurotischen Schwindels, seine Erscheinungsweise und seine Psychophysiologie werden studiert. Noch weiter in dieser Erkenntnis der größeren Ich-Nähe des Schwindelerlebnisses, seiner die Person affizierenden Kraft führen DÜRCKHEIMS Untersuchungen zum gelebten Raum. In ihnen wird gezeigt, wie die elementare Orientiertheit nicht nur die Geordnetheit des Herum begründet, sondern zugleich ein konstitutiver Faktor des wachen Selbst ist, das im Drehschwindel ebenso ausgelöscht wird wie das Gefüge des Raumes. Einen umfassenderen, weil anthropologischen Ausdruck, hat v. WEIZSÄCKER der in solchen Formulierungen fühlbar werdenden Einsicht gegeben, wenn er den Schwindel so wie die Angst, die Schwäche, die motorische Erregung, als Existenzkrise bezeichnet. Damit kehrt in modernem Gewande eine alte Anschauung wieder — oder sie klingt wenigstens an — die zwar nicht in einer wissenschaftlichen Lehre, wohl aber in einem ärztlichen Handeln ihren Niederschlag fand. Als die alten Irrenärzte um die Wende vom 18. zum

19. Jahrhundert dazu übergingen, Geisteskranke in alle nur erdenklichen Drehmaschinen und Karusselapparate zu setzen und sie schwindlig zu machen, da war neben der Absicht, den erregten Kranken in dieser Weise bequem zu bändigen, auch die Meinung in ihnen wirksam, daß der Schwindel als seelische und körperliche Krise die Kranken psychophysisch umstimmen könne.

Damit ist ungefähr die wissenschaftliche Situation umrissen, in der unsere Untersuchungen stehen, aus der heraus sie ihre Fragen stellen. In diesem ersten Abschnitt kam es darauf an, in dieser Hinsicht Klarheit und Richtung zu schaffen gegenüber einer verwirrenden Fülle von Einzelheiten (arbeiten doch 4—5 Spezialfächer der Medizin an diesem Gebiet) und einer großen Zahl von Schwindeldefinitionen (M. H. Fischer führt in seiner Darstellung nicht weniger als 15 verschiedene an). Dazu schien uns der beste Weg eine histozische Betrachtung des Schwindelproblems und seiner Grundlagen zu sein. Die Wahl der Beispiele, an denen wir diese erörterten, stellt keine Bewertung oder Beurteilung der betreffenden Autoren dar. Einzelne hätten wahrscheinlich auch anders ausgesucht werden können. Bestimmend waren vielmehr äußere Gesichtspunkte, wie die Zugänglichkeit der Schriften, zusammenhängende Darstellungen usw.

Literaturverzeichnis.

Zum ersten Abschnitt:

Darwin, Erasmus: Zoonomie oder Gesetze des organischen Lebens. Übersetzt von Brandis. Hannover 1795. — Albrecht von Haller: Studie von Stephan D'Irsay. Leipzig 1930. — Purkinje J. E.:, Medic. Jahrbücher des K. K. Österr. Staates Bd. 6, Wien 1820. (Beiträge zur näheren Kenntnis des Schwindels aus heautognostischen Daten.) — Derselbe: 4. und 10. Bulletin der naturwissenschaftl. Sektion d. schles. Ges. f. vaterl. Kultur, 1825; 2. Bulletin, 1826. — Derselbe: Beobachtungen und Versuche zur Physiologie der Sinne, Bd. 2, Berlin 1825. (Neue Beiträge zur Kenntnis des Sehens in subjektiver Hinsicht.) — Derselbe: Rusts Magazin für d. ges. Heilkunde, Bd. 23, Berlin 1827. (Über die physiol. Bedeutung des Schwindels usw.). — Flourens, P.: Versuche und Untersuchungen über die Eigenschaften und Verrichtungen des Nervensystems usw. Übersetzt von Becker. Leipzig 1824.

Zum zweiten Abschnitt: Goltz, Fr.: Arch. f. d. ges. Physiologie 3, 172 (1870). — Ewald, R.: Referat „Über Schwindel", geh. auf der 35. Wanderversammlung der südwestdeutschen Neurologen und Irrenärzte. Arch. f. Psychiatrie und Nervenkrankh. Bd. 47, 1910. — Mach, E.: Grundlinien der Lehre von den Bewegungsempfindungen. Leipzig 1875. (Darin die Originalabhandlung J. Breuers und die von Crum Brown.) — Nagel, W.: Der Beitrag

„Lage-, Bewegungs- und Widerstandsempfindungen" im Handbuch der Physiologie des Menschen, Bd. 3. Braunschweig 1905.

Zum letzten Abschnitt:

BARANY, R.: Lewandowskys Handb d. Neurol. Bd. 1, 919, 1910. — BRUNNER, H.: Handb. Neurol. d. Ohres Bd. 1. Berlin-Wien 1924. — v. DÜRCKHEIM: Untersuchungen zum gelebten Raum in Neue psychol. Studien, herausgegeben von F. Krueger. München 1932. — FISCHER M. H.: Die Regulationsfunktion des menschlichen Labyrinthes usw. München 1928. — Derselbe: Der Schwindel in Bethes Handbuch Bd. 15/1. Berlin 1930. — LEIDLER, R.: Der Schwindel. Handb. Neurologie des Ohres Bd. 1. Wien-Berlin 1923. — MAGNUS, R.: Körperstellung. Berlin 1924. — v. WEIZSÄCKER: Über medizinische Anthropologie. Philosophischer Anzeiger 2, 236 (1927). — Derselbe: Nervenarzt 4, 433 und 526 (1931).

Eine historische Betrachtung über den Drehschwindel hat BARANY 1908 im Internationalen Zentralblatt für Ohrenheilkunde (Bd. 6, 447) gegeben. Diese ist aber nach einer andern Richtung hin orientiert als die unsrige. Sie enthält deshalb mehr und weniger als die hier gegebene Darstellung.

Kapitel II.

Zur Psychophysik des Schwindels.

Unser historischer Überblick ließ eindruckvoll erkennen, daß seit PURKINJE und FLOURENS die Frage nach den Beziehungen von Scheinbewegungen und Bewegungen des Körpers in der Lehre vom Schwindel immer wieder gestellt wird. Trotz der verschiedenen Formulierung zu verschiedenen Zeiten bleibt ihr Gehalt der gleiche. Immer wird nach dem Zusammenhang von seelischen Erlebnissen und körperlichen Äußerungen gesucht. Wenn in diesen Studien der Versuch gemacht wird, zu einer Psychophysik des Schwindels zu kommen, so geschieht das in dem Bewußtsein, einen neuen Ansatz gewonnen zu haben — oder einen recht alten wieder aufzunehmen und weiterzuführen.

Dieser Erkenntnis entspricht das methodische Vorgehen. Unsere Versuche sind sämtlich an gesunden und kranken Menschen vorgenommen worden, die ihre Erlebnisse während der Versuche und nachher schilderten, und die gleichzeitig beobachtet und deren Bewegungen registriert wurden. Die Versuche waren auf diese Weise immer Versuche zu Zweien; nicht nur in dem Sinne, daß der eine Versuchsleiter, der andere Versuchsperson war, sondern vielmehr so, daß das, was der eine erlebte, der andere aber nicht beobachten konnte, und das, was der andere beobachtete, der erste aber nicht erleben konnte, und umgekehrt, daß dies beides zusammen ausgetauscht und mitgeteilt eine Grunderfahrung ausmachte. Immer wurden von Versuch zu Versuch derart sich ergänzende Grunderfahrungen miteinander verglichen. Nur in dieser Weise uns hin- und herbewegend zwischen einer Geschichte des Erlebten und dem Protokoll eines Beobachteten gelingt es, psychophysische Vorgänge zu erfassen. Dem wissenschaftlichen Versuch ist in der Katastrophe des schweren Schwindels eine Grenze gesetzt. Erlebnisanalyse und Beobachtung sind in ihr unmöglich; Not und Hilfe treten an ihre Stelle. Aber wir können das Phänomen Schwindel umkreisen, ihn im Verlauf eines Versuches gleichsam aufkommen lassen, um seine Entwicklung zu studieren. In diesem Sinne handeln unsere Versuche vom Schwindel.

Experimentelle und klinische Befunde.

a) Optokinetische Versuche.

Die optokinetischen Versuche nehmen hinsichtlich der Methodik die ausführlichen Studien M. H. Fischers und seiner Mitarbeiter zum Ausgangspunkt.

Stellt man sich unter ein optisches Drehrad, dessen Inneres abwechselnd mit schwarzen und weißen Streifen austapeziert ist, und läßt dieses mit einer bestimmten mittleren Geschwindigkeit sich drehen, so sieht man entsprechend der Drehung des Rades die Streifen an sich vorüberziehen. Die Geschwindigkeit ist so gewählt, daß man die Streifen noch ganz gut erkennen kann, daß aber doch das Verfolgen der Streifen im einzelnen schon einige Mühe macht. Sieht man einige Sekunden zu, so meldet sich ein deutliches Schwindelgefühl. Man spürt ein Unbehagen; ein Zug nach der Seite, nach der das Rad sich dreht, macht unsicher im Stehen, optisch besteht kein rechter Halt mehr, fast dreht sich alles, man kann ins Fallen kommen. Die Vp., die dieses erlebt, hat einen ziemlich regelmäßig schlagenden Nystagmus (kurze Phase der Drehrichtung des Rades entgegengesetzt) und während des Versuches ändert sich ihre Haltung. Stand sie bei Beginn des Versuches gerade da mit aneinandergesetzten Füßen, so dreht sich langsam Kopf und Rumpf in der Drehrichtung des Rades; werden die Arme horizontal vorgestreckt, so wandern auch diese in der Drehrichtung mit. Die Drehung kann bis zu 90 Grad betragen und den Stand der Vp. so weit stören, daß sie zur Seite treten muß. Von dieser Veränderung ihrer Körperhaltung bemerkt die Vp. recht wenig. Sie hat kein Urteil darüber, wie weit sie sich gedreht hat und sie ist meist recht erstaunt, wenn ihr gezeigt wird, wie weit z. B. ihre Arme von der Richtung gerade-vorn abgekommen sind, „sie hat das gar nicht recht bemerkt". Fragt man die Vp. weiter, so berichtet sie, daß sie keine Scheinbewegungen erlebt hat (weder des Raumes im ganzen noch der Gegenstände im Raum, noch ihrer selbst), aber die Aufrechterhaltung der räumlichen Orientierung, die Eingliederung des sich-drehenden Rades in ihren nach gerade-vorn ausgerichteten Raum kostete Mühe. Sie unterlag der dauernden Gefahr, in einem Wirbel verloren zu gehen. Hier fühlte die Vp. eine Spannung.

In dem eben geschilderten Versuch war die Instruktion, die der Vp. gegeben wurde, die, die Streifen anzusehen und zu verfolgen. Läßt man nunmehr die Vp. eine dicht vor die vorbeiziehenden Streifen gehaltene kleine Marke fixieren oder sie durch das Drehrad hindurch ins Unendliche starren, so ändern sich Erlebnis und körperliche Äußerung vollkommen. Man sieht, daß die Marke sich entgegen der Drehrichtung des Rades fortbewegt. Diese Bewegung ist ganz stetig und nimmt an Geschwindigkeit immer mehr zu, während das Drehrad langsamer zu gehen scheint. Schließlich hat die Bewegung der Marke ihr Maximum erreicht, das Drehrad scheint still zu stehen. Alle Gegenstände, die man indirekt sieht, machen meist die Bewegung der Marke mit und oft ist es so, daß man selbst mit dem ganzen umgebenden Raume sich zu drehen scheint. Ein ähnliches Erlebnis entsteht beim Machschen Teppichversuch, im Alltag beim Herabblicken von einer Brücke in den Strom: plötzlich bewegt sich die Brücke und alles, was um einen herum ist, entgegengesetzt der Stromrichtung fort, während dieser still zu stehen scheint. In diesem Versuch empfindet die Vp. das Einhalten der Fixation als schwierig. Die vorüberziehenden Streifen stören die feste Einstellung des Blickes. Ist diese aber gelungen, so ist das Erlebnis plötzlich da. Während dieses Versuches verschwindet die im ersten Versuch beschriebene Änderung der Körperhaltung völlig. Die Vp. kann ganz gerade dastehen, den Blick auf die Marke geheftet. Ein Nystagmus ist nicht sichtbar, nur entwickelt sich bei einigen Vpn. mit der Zeit eine Gesamtdrehung des Körpers, die der Richtung der Scheinbewegung der Marke entspricht. Auch bei diesem Versuch wird man schwindlig. In dem Erlebnis, daß sich alles dreht, kann die Orientierung verloren gehen und man kommt ins Fallen.

Der Umschwung der ganzen Situation, der hier durch das Fixieren einer Marke eingeleitet wurde, kann auch in einem Versuch von selbst eintreten. Während die Vp. die Streifen ansieht und die Augen nystaktische Bewegungen ausführen, setzt die Veränderung ein. Die Augen bleiben stehen, und die Vp. erlebt die Scheinbewegung. Bereits MACH hat ähnliches beschrieben. Die Fixation der Marke ist also nur eine Hilfe, mit der das Erlebnis der Scheinbewegung sicher zu erzielen ist. Auch wenn man auf der Brücke steht und hinabsieht, kann ohne besondere Fixation eines Gegenstandes im Strom der Umschlag sich vollziehen. Werden mehrere solche Versuche hintereinander vorgenommen oder wird ein einzelner minutenlang ausgedehnt, so treten in der Regel neauseaartige Symptome auf. (Blässe und Schwitzen, Übelkeit bis zum Erbrechen.)

Die bisherige Schilderung gibt den Typus des Verlaufes der optokinetischen Versuche wieder, wie er sich aus dem Vergleich vieler Vpn. und vieler Versuche ergibt. In den Einzelheiten (Ausmaß der motorischen Erscheinungen, Art der Scheinbewegung, Heftigkeit des Schwindels und der vegetativen Erscheinungen) bestehen große individuelle Verschiedenheiten. Aber in den Grundzügen verlaufen die Versuche gleich. Auch bei denselben Menschen entspricht nicht ein Versuch genau dem anderen. Man kann es lernen unter dem Drehrad auf einem Bein zu stehen, ohne umzufallen. In den ersten Versuchen ist gewöhnlich das Schwindelgefühl am stärksten, in den späteren kann man besser beobachten.

b) Versuche über galvanischen Schwindel.

Die Versuche knüpfen ganz an die bisherigen Untersuchungen über dieses Gebiet an.

Wenn man einem Menschen, der in gerader Haltung dasteht und der die Augen geschlossen hält, zwei Elektroden rechts und links am Warzenfortsatz anlegt und einen galvanischen Strom (von etwa 1—3 m Ampere-Stromstärke) einschaltet, so tritt bald nach der Schließung des Stromes eine Neigung des ganzen Körpers nach der Seite ein, und zwar nach der Seite, an der die Anode liegt. Diese Neigung des Körpers (die sogenannte Fallreaktion) ist unter anderem um so ausgiebiger, je stärker der Strom ist, und sie kann dazu führen, daß die Vp. den einen Fuß zur Seite setzt, um nicht umzufallen. (Sogenannte Hinkebeinreaktion.) Nach dem Ausschalten des Stromes schwankt die Vp. wieder in ihre Ausgangsstellung zurück, oder es schließt sich ein kurzer Ausschlag nach der entgegengesetzten

Seite an. Zwischen dem Reizmoment und dem Beginn der Fallreaktion liegt nur eine kurze Zeit (nach GERTZ bei mittleren Stromstärken 0,1 bis 0,15 Sek.). Für das Auge des Beobachters setzt die Fallreaktion fast sofort nach Stromschluß ein. Je nach der Ausgangsstellung der Vp. (Stehen mit geschlossenen oder gespreizten Beinen, Sitzen) ist die motorische Reaktion verschieden (Fallreaktion, Rumpfneigung, Kopfneigung). Im Liegen ist überhaupt keine motorische Reaktion zu erzielen, abgesehen von gewissen Augenbewegungen. Fragt man die Vp., was sie während solcher Versuche wahrnimmt, so berichtet sie, daß sie bei einiger Stärke der Fallreaktion einen Zug nach der Seite bemerkt, der der motorischen Reaktion entspricht, der Raum wird als feststehend erlebt, Scheinbewegungen treten nicht auf.

Aber nicht alle Versuche verlaufen in der eben beschriebenen Weise. Es kommt vor, daß die Fallreaktion nach dem Stromschluß auf sich warten läßt. Die Vp. steht dann zunächst in gerader Haltung da, erst einige Zeit später setzt die Neigung des Körpers ein oder sie bleibt überhaupt aus. Die Vp. berichtet nach einem solchen Versuch, daß es ganz anders gewesen sei als sonst. Sie hat keinen Zug nach der Seite erlebt, sondern eine Scheinbewegung des Raumes oder ihrer selbst. „Es war, als wenn alles nach der Seite abstürzen wollte oder als wenn der Raum sich drehte.“ Diese Scheinbewegungen sind immer nach der Seite der Kathode gerichtet, nicht wie die Fallreaktion nach der der Anode. Sie sind im ganzen weniger deutlich, weniger differenzierbar als die bei den optokinetischen Versuchen auftretenden Scheinbewegungen. Nicht alle Vpn. können sie klar beschreiben und abgrenzen. Wir haben auch hier versucht, den Vpn. eine Hilfe zu geben, um die Scheinbewegung regelmäßig hervorzurufen. Wir gaben den Auftrag, ganz steif und fest während des Versuches stehen zu bleiben, die Motorik zu fixieren. Auf diese Weise gelang es je nach der Instruktion bald die Fallreaktion, bald die Scheinbewegung in einem Versuch auftreten zu lassen.

Während aller galvanischen Reizversuche entsteht ein eigentümlicher Druck im Kopfe, eine gewisse Dösigkeit, die bei manchen Menschen so drückend wird, daß sie halb benommen sind und nicht gut beobachten können. Bei diesen kommt es auch leicht zu vegetativen Störungen. Eine unserer Vpn. zeigte auch bei höheren Stromstärken immer nur motorische Reaktionen, nie hatte sie das Erlebnis einer Scheinbewegung. Das sind Beispiele für die individuellen Verschiedenheiten. Auch hier kann erst durch den

Vergleich mehrerer Versuche ein Typus des Verlaufes entwickelt werden.

c) Aktive und passive Drehversuche.

Dreht man sich, wie das Purkinje beschrieben hat, mit geschlossenen Augen etwa 10 mal schnell um sich selbst und bleibt dann plötzlich stehen, so erfährt man einen kurzen Schwindelzustand, der durch ein eigentümliches Hin- und Her charakterisiert ist und dadurch recht verwirrend wirkt. Auf der einen Seite zieht es einen weiter in der Richtung der ursprünglichen Drehung. Der Körper möchte die Drehbewegung gleichsam fortsetzen. Andererseits entsteht eine Scheinbewegung des Bodens, auf dem man steht, oft eine solche des ganzen Raumes in der entgegengesetzten Richtung der ursprünglichen Drehung. Beide Tendenzen schlagen im Erlebnis verwirrend hin und her; man kann sich nicht entscheiden, welcher man folgen soll. Dabei wird man unsicher auf den Beinen und kommt ins Fallen, meist nach der Seite der ursprünglichen Drehung. Wiederholt man den Versuch und nimmt sich vor, im Moment des Stehenbleibens der im Körper vorhandenen Tendenz sich weiterzudrehen nachzugeben, so dreht sich nach dem Anhalten der ganze Oberkörper in der ursprünglichen Drehrichtung weiter, so weit es der Stand der Füße erlaubt. Man spürt einen gelinden Zug nach dieser Seite, dem man nachgibt, aber die Scheinbewegung kann nicht recht aufkommen. Im Gegensatz dazu wird die Scheinbewegung (das Gefühl, als ob sich alles dreht) in der entgegengesetzten Richtung um so mächtiger, je besser es gelingt, im Moment des Stehenbleibens nach der Drehung die gerade Haltung einzuhalten, evtl. durch Festhalten an einem unverrückbaren Gegenstand. Das verwirrende Hin und Her des 1. Versuches ist gewissermaßen in den beiden folgenden aufgelöst in die reinen Typen. Wir haben im einen Versuch der einen Tendenz, im anderen der zweiten nachgegeben und ihnen so dazu verholfen, sich auswirken zu können. In der Literatur gehen die Angaben über den aktiven Drehversuch auseinander: so tritt nach Mach beim Anhalten die Empfindung der Drehung in umgekehrtem Sinne auf, wenn die Augen geschlossen gehalten sind; während W. Nagel von sich angibt, daß bei ihm nach hinreichend langer Drehung ein unwiderstehlicher Zwang, die Drehung fortzusetzen, eintritt. Scheinbewegung der umgebenden Gegenstände fehle dabei. Einer umfassenderen Betrachtung, wie wir sie hier zu geben versuchten, ordnen sich beide Angaben ein.

Läßt man sich in einem Drehstuhl mit etwas nach vorn geneigtem Kopfe (der durch Beißbrett fixiert ist) 10 mal in 20 Sekunden herumdrehen, so setzt nach dem plötzlichen Anhalten des Stuhles eine außerordentlich heftige Scheinbewegung entgegengesetzt der ursprünglichen Drehung ein. Bei geschlossenen Augen hat man den Eindruck, daß sich alles um einen herumdreht. FISCHER und WODAK konnten mit in derartigen Versuchen sehr geübten Vpn. feststellen, daß nach dem Anhalten ein rhythmisch-pendelndes Abklingen der Drehempfindungen mit abwechselnder Richtung stattfindet, das sich über Minuten hinzieht. Voraussetzung aber für das Zustandekommen solcher „reinen Drehempfindungen" ist die möglichste Unterdrükkung der „störenden" motorischen Reaktionen des Körpers nach der anderen Seite, die durch passive und aktive Fixation des Kopfes und Körpers im Stuhle erreicht wird. Nicht zufällig ist gerade der passive Drehversuch immer wieder zum Studium solcher Drehempfindungen benutzt worden. Eigene, derartige Versuche haben es uns durchaus bestätigt, daß in dieser Situation das Dreherlebnis (die Täuschung beim Anhalten in der entgegengesetzten Richtung gedreht zu werden) am eindeutigsten und eindringlichsten ist. In allen anderen Versuchen ist es nicht so ausgeprägt hervorzurufen. Gerade hier aber ist die Versuchsanordnung so getroffen oder sie ergibt es so, daß Körperbewegungen fast unmöglich sind (fester Sitz auf dem Drehstuhl, Fixation des Kopfes usw.). Aus den Untersuchungen von FISCHER und WODAK ist noch eine Beobachtung hier von besonderer Bedeutung: nämlich die, daß zwischen den Phasen der Drehnachempfindungen und denen der Körperreflexe, die ebenfalls rhythmisch abklingen, keine Koinzidenz herrscht; beide Vorgänge pendeln die Richtung wechselnd am Schluß des Drehversuches aus, aber ihre Phasen fallen zeitlich nicht zusammen.

d) Klinische Beobachtungen.

Es ist von vornherein nicht zu erwarten, daß durch einen krankhaften Prozeß entstandene Schwindelzustände genau den Ablauf der bisher geschilderten Versuche zeigen werden. Zu verschieden sind ja in beiden Fällen die Bedingungen. Aber der Schwindel gehört ja der Gesundheit wie der Krankheit in gleicher Weise an, und es ist nach PURKINJE ein und dasselbe Leben, dessen Äußerungen Physiologie und Pathologie behandeln. So waren klinische Fälle, die hier eingereiht werden könnten, über die reine Materialerweiterung hinaus eine wertvolle Bestätigung der experimentellen Befunde.

Diese wiederum würden klärend ein Stück der Pathologie verständlicher machen. Wir führen aus unserem Material einige Beobachtungen an.

1. A. N., 18 jähr. Mädchen, die an einer genuinen Epilepsie leidet. Sie hat typische epileptische große Anfälle, außerdem noch Schwindelzustände. Diese beginnen nach ihrer Beschreibung mit einem gewissen Druck im Kopfe, dann fängt sich alles an zu drehen und zwar von rechts nach links. Sie hat den Eindruck, daß alles wie im Kringel herumginge, die Drehung wird immer heftiger und schneller, sodaß sie unsicher wird und sich anzuhalten sucht. Dann klingt der Schwindel langsam wieder ab. Einen Zug nach einer Seite an ihrem Körper spürt sie dabei nicht.

2. 22 jähriger Kranker mit beginnender genuiner Epilepsie. Seltene typische große epileptische Anfälle, außerdem häufiger sogenannter Schwindel. Er beschreibt ihn so: es wird ihm zuerst anders im Kopfe, dann tritt ein starker Zug des ganzen Körpers nach rechts ein, der verbunden ist mit einer deutlichen Neigung des Körpers nach dieser Seite, sodaß er das Bein zur Seite setzen muß, um nicht umzufallen. Dabei erlebt er keine Scheinbewegung des Raumes oder seiner selbst.

3. Ein 39 jähriger Mann bekommt frühmorgens nach dem Aufstehen einen Schwindelanfall. Es ist ihm, als wenn ihn etwas mit Gewalt nach rechts zöge, sodaß er fast nicht stehen kann und ins Fallen kommt. Dabei ist er räumlich völlig orientiert. Nichts hat sich gedreht oder bewegt. Er legte sich daraufhin wieder ins Bett, und nun setzte eine ganz heftige Scheinbewegung des Zimmers und seines Bettes ein, sodaß er „schier nicht bleiben konnte". Alles sei wie toll herumgegangen, die Richtung der Drehung könne er gar nicht angeben. Während des ganzen Anfalles schwerstes Ohrensausen, später kalter Schweiß, Übelkeit und Erbrechen. Die Untersuchung ergibt Taubheit auf dem rechten Ohr und völlige Unerregbarkeit des rechten Vestibularapparates. Labyrinthblutung?

Ein weiterer hierhergehöriger Fall ist in unserer Arbeit im „Nervenarzt" angeführt. Wir weisen ferner hin auf die Angabe BRUNNERS, daß man bei Kranken mit Schwindelanfällen drei Angaben unterscheiden müsse, nämlich 1. die der Scheindrehung der Umgebung oder der eigenen Person, 2. die des Zuges nach einer bestimmten Seite ohne eine Spur der Scheinbewegung, 3. Kombinationsformen dieser beiden. BRUNNER selbst hat entsprechende Fälle mitgeteilt.

Längst nicht alle Schwindelanfälle verlaufen so, wie die hier geschilderten. Wir haben gleichsam exemplarische Fälle herausgehoben, um von diesen her die anderen analysieren zu können und für die Psychophysik des Schwindels etwas zu gewinnen.

Die Deutung des Materiales.

Nach dieser mehr beschreibenden Übersicht über die experimentellen und klinischen Befunde soll an ihre Deutung herangegangen werden. Diese wird das Gefundene noch in manchen Punkten erläutern. Wir benutzen zur eingehenderen Analyse die optokinetischen Versuche, zur Absetzung des eigenen Standpunktes gegenüber andern Lehren vom Schwindel sollen dann die vestibulären Versuche herangezogen werden.

Ganz im Groben läßt sich zunächst feststellen, daß sich alle mitgeteilten Versuche und klinischen Beobachtungen nach zwei verschiedenen Seiten gruppieren, die gewissermaßen zwei verschiedene Formen des Schwindels darstellen. Das Auffallende der einen Form sind die Scheinbewegungen, die Veränderung der räumlichen Orientierung, während die andere Form durch das Auftreten von Haltungsänderungen systematischer Art, verbunden mit dem Gefühl des Zuges nach einer Seite, gekennzeichnet ist. Die beiden Formen können in den Versuchen rein auftreten; sie können von selbst oder mit Nachhilfe (Fixation einer Marke) einander ablösen bei gleichbleibendem äußeren Reiz. Sie können zusammen auftreten (Drehnachschwindel), aber dann koinzidieren sie zeitlich nicht. Besteht zwischen dem Erlebnis der Scheinbewegungen und den motorischen Haltungsänderungen und Reaktionsbewegungen ein Zusammenhang, und von welcher Art ist er? Auf diese Grundfrage des Schwindelproblems stoßen wir jetzt.

In den ersten optokinetischen Versuchen (Anblick der vorüberziehenden Streifen des Drehrades) kommt es zur Bildung der Wahrnehmung des sich drehenden Rades im sonst ruhenden Raum. Gleichzeitig zeigt die Vp. einen Nystagmus (Eisenbahnnystagmus, optokinetischer Nystagmus). Dem optischen Reiz des sich drehenden Rades sind in dieser Situation (Situation A) zugeordnet eine bestimmte Wahrnehmung, daß nämlich die Streifen des Rades vorüberziehen, und bestimmte Veränderungen der Motorik (die nystaktischen Augenbewegungen). Diese beiden Phänomene stehen in einem funktionellen Zusammenhang, in dem die Wahrnehmung der bewegten Streifen den Nystagmus bedingt, das nystaktische Hin- und Herschieben der Augen aber eine deutliche optische Erfassung der Streifen trotz ihrer Bewegung ermöglicht. Mit der Änderung der Bewegungswahrnehmung ändert sich auch die Ablaufsform des Nystagmus. Und wenn bei hoher Geschwindigkeit des Rades die Streifen zu verschmelzen beginnen, hört der Nystagmus auf. Aber nicht genug damit; wir hatten gesagt, daß dem optischen Reiz des sich bewegenden Rades Wahrnehmung und Motorik zugeordnet seien, aber zum optischen Reiz für diese sensomotorische Struktur wird das sich drehende Rad erst durch diese selbst, indem die Vp. bereit ist, die Streifen zu verfolgen und sich bemüht, ihnen nachzukommen. Zwischen optischem Reiz — Wahrnehmung — Augenbewegungen — besteht also ein eigentümlicher dynamischer Zusammenhang, in dem ein Moment das andere bedingt, eins das andere gleichsam vor sich hertreibt. Von Weizsäcker hat für solche biologischen Strukturen den Terminus „Gestaltkreis" vorgeschlagen. Er soll zum Ausdruck bringen die ringförmige Geschlossenheit funktioneller Abhängigkeiten, die kein Zerreißen duldet. Es ist ersichtlich, daß sich solche Abläufe nicht nach dem Schema Reiz — Reflex verstehen lassen. Die Unzulänglichkeit eines solchen Versuches ist bereits früher empfunden worden. Es sei nur hingewiesen auf F. B. Hofmanns sogenannte psycho-optischen Reflexe, bei denen erst „die Aufmerksamkeit das Netzhautbild zu einem Reflexreiz macht". Bei relativ langsamen Geschwindigkeiten des Drehrades bildet sich in der Situation A in dem optischen Gestaltkreis ein Gleichgewicht heraus, so daß die Vp. trotz der Bewegung des Rades, die als Störung wirkt, mit Hilfe des Nystagmus zu einer deutlichen Wahrnehmung der Streifen kommt. Die Störung ist dann auf den optischen Kreis gleichsam lokalisiert. Wird die Umdrehungsgeschwindigkeit des Rades aber vergrößert, so daß sie sich einer bestimmten kritischen Geschwindigkeit nähert, so wird dies Gleichgewicht in Frage gestellt (der Nystagmus hat eine Grenze der Frequenz, die Wahrnehmung der Streifen wird undeutlich). Und nun setzt die Haltungsänderung des ganzen Körpers im Sinne der Drehrichtung ein (Kopfdrehung, Rumpfdrehung, Wanderung der vorgestreckten Arme). Das Versagen im optischen Kreis dokumentiert sich in dieser Heranziehung von auxiliären Bewegungen so, wie bei beginnender Atemnot andere, sonst nicht der Atmung dienende Muskeln in den Funktionszusammenhang der Atmung eintreten. Die Verarbeitung der durch das Drehrad entstandenen Störung ist nicht mehr auf den optischen

Kreis beschränkt, sondern hat den statischen mit ergriffen. Der Schwindel klingt an, und sein Auftreten bedeutet, daß die Regulation der räumlichen Einordnung unter der Bedingung der Störung ihre natürliche Grenze erreicht hat. Die Drehung des Körpers bringt die Vp. ins Fallen nach der einen Seite, die nystaktischen Augenbewegungen werden regellos, die räumliche Desorientierung setzt ein. Dem klinischen Beobachter fallen in dieser Situation A an der Vp. die motorischen Reaktionen auf. Aber das Geschehen ist, wie wir sahen, ganz unzureichend beschrieben, wenn man etwa sagt, daß der Drehreiz zu bestimmten Reflexen führt. Denn diese motorischen Phänomene stehen als Momente in einem die Wahrnehmung und die Motorik umfassenden psychophysischen Zusammenhang. Erst diese aus dem Erlebten und dem Beobachteten sich ergebende psychophysische Konfiguration ist charakteristisch für diese Situation, und sie ist eine gänzlich andere in der zweiten, nunmehr zu analysierenden Situation B.

Diese ist gegeben mit der Fixation einer Marke vor den Streifen oder dem Starren ins Unendliche. In ihr entsteht das Erlebnis der Scheinbewegung der Marke und des Raumes. Auch in dieser Situation B kann sich bei langsamer Geschwindigkeit des Rades im optischen Kreis allein ein Gleichgewicht entwickeln, und zwar in folgender Weise: Die Augen der Vp. sind ruhig auf die Marke gerichtet, sie stehen still. Ein sichtbarer Nystagmus ist nicht vorhanden. Die Marke bewegt sich entgegengesetzt der Drehrichtung des Rades stetig fort. Die Geschwindigkeit dieser Scheinbewegung nimmt immer mehr zu, während die Geschwindigkeit des Drehrades entsprechend abzunehmen scheint. Das ist sehr gut zu beobachten, wenn man für kurze Zeit, statt zu fixieren, wieder auf die Streifen sieht. Diese schießen dann plötzlich viel schneller vorbei. Schließlich wird ein Zustand erreicht, in dem man das Drehrad stillstehen und die Marke mit großer Geschwindigkeit in der andern Richtung sich fortbewegen sieht. Dabei ist es so, daß die Scheinbewegung um so ausgesprochener ist, je besser die Vp. fixiert, je ruhiger ihre Augen stehen. Und diese können um so ruhiger gehalten werden, je geringer die Drehung des Rades erscheint, die von der Fixation immer ablenken will. Die Drehung des Rades aber ist um so geringer, je deutlicher die Scheinbewegung der Marke ist. Wiederum findet sich hier, wie in der Situation A, eine gegenseitige Abhängigkeit und Bedingtheit von Reiz, Wahrnehmung und Motorik. Daß es sich hier um ein feingefügtes Gleichgewicht handelt, merkt man in diesem

Versuch sehr deutlich. Man hat den Eindruck eines kleinen Kunststückes, das man aufführt und das wie ein Kartenhaus jeden Augenblick zusammenfallen kann. Im kritischen Geschwindigkeitsbereich kommt es meist dazu, daß nicht nur die Marke bewegt erscheint, sondern mit ihr alles im indirekten Sehen erfaßte Sichtbare herumgeht. Es ist dann so, als ob alles, d. h. der ganze Raum, in dem man sich befindet, an dem stillstehenden Drehrad vorbeizieht. Hat diese Scheinbewegung eine gewisse Geschwindigkeit angenommen, so führt sie zur räumlichen Desorientierung und zum Schwindel. Wird die Störung so groß, daß die Fixation der Marke nur noch mit Mühe eingehalten werden kann, so treten bei manchen Vpn. Körperdrehungen auf, die aber der Drehung des Rades entgegengerichtet sind und die Scheinbewegung des Raumes noch unterstützen. Man macht die Scheinbewegung körperlich mit. Das Markante dieser Situation B ist also das Erlebnis der Scheinbewegung, das Auftreten einer Sinnestäuschung. Ruhendes wird als bewegt erlebt, Bewegtes ruhend. Die motorischen Reaktionen, die in der Situation A vorhanden waren, fehlen hier. Es besteht kein Nystagmus und keine Körperbewegungen in der Drehrichtung des Rades (sogenannte optokinetische Körperreflexe). Wiederum aber konnten wir zeigen, daß diese Scheinbewegung nur ein Moment in einer psychophysischen Konfiguration ist, die in allen Einzelheiten sich anders aufbaut als die in der Situation A auftretende. Auch die Situation B ist nicht hinreichend beschrieben, wenn festgestellt wird, daß in ihr ein Reiz nicht richtig erkannt, sondern verkannt wird, daß statt Ruhe Bewegung wahrgenommen wird.

Gehen wir aus der Situation A in die Situation B über oder aus dieser wieder in jene — wir konnten Versuche beschreiben, in denen das ohne Hilfen, wie von selbst, geschah — so zeigt dieser Wandel den dynamischen Zusammenhang von A und B. Die in ihnen auftretenden psychophysischen Konfigurationen, die wir näher analysierten, lösen dabei einander ab, nicht nur im Sinne zeitlicher Aufeinanderfolge, sondern in dem prägnanteren, daß jede Stelle der alten Ordnung in der neuen anders besetzt ist. So ergibt sich, daß der Nystagmus und die Reaktionsbewegungen beim Übergang von A nach B verschwinden und dafür die Scheinbewegung auftritt. Denselben Platz in der dynamischen Ordnung der Störungsverarbeitung, den in A „die Reflexe" einnahmen, besetzt in B „die Sinnestäuschung". Der Umschlag von der einen Situation in die andere kann sich schnell, fast schlagartig vollziehen. Er ist nicht recht faßbar; es ist ein Augenblick der Leere, durch den man hindurchgeht, wenn man ihn erlebt. Plötzlich ist die neue räumliche Einordnung da. Der psychophysische Vorgang ist durchaus ähnlich dem der Inversion optischer Figuren.

An der Grenze beider Situationen steht der Schwindel. Zu ihm führen beide Versuche hin, aber die Bildung der Symptome ist in beiden ganz verschieden. Sie entspringen einer ganz verschiedenen psychophysischen Zuordnung. Die beiden Situationen, die am Beispiel der optokinetischen Versuche analysiert wurden, finden sich nun in entsprechender Variation beim galvanischen Schwindel, beim Drehschwindel und auch in der Klinik der Schwindelanfälle wieder. Das geht aus der am Anfang gegebenen Darstellung des Materials hervor. Um ihre prinzipielle Bedeutung für die Psychophysik des Schwindels hervorzuheben, haben wir sie früher als die zwei Grundversuche bezeichnet. Die klinischen Beobachtungen legten es nahe, von Äquivalenten zu sprechen, wiederum in dem prägnanten Sinne einer psychophysischen Ablösung. Damit erhält der wohl in der Epilepsielehre zuerst gebildete klinische Begriff des Äquivalents einen neuen Gehalt, der uns über das Gebiet des Schwindels hinaus von Bedeutung zu sein scheint.

Andere Lehren vom Schwindel.

Die durch die Analyse der beiden Grundversuche gewonnene Erkenntnis, daß es sich in beiden Schwindelsituationen um psychophysische Konfigurationen handle, in denen Wahrnehmung und Motorik sich in bestimmter Weise ordnen, daß zwischen diesen beiden Ordnungen ein dynamischer Zusammenhang bestehe, derart, daß mit dem Verschwinden der einen die andere hervortritt und, daß beide Äquivalente seien, aber mit verschiedener Symptombildung — diese These soll nunmehr geprüft werden im Gegensatz zu bisher ausgesprochenen andern Meinungen über unser Problem. Wir wählen dazu den galvanischen Schwindel, der oft von den verschiedensten Autoren untersucht worden ist und der immer wieder auf die Frage des Zusammenhanges von Scheinbewegungen und motorischen Reaktionen im Schwindel führte. Dabei ergibt sich der Vorteil, daß nach den optokinetischen nun auch die vestibulären Versuche etwas eingehender besprochen werden können.

In seinen alten Untersuchungen über den galvanischen Schwindel aus dem Jahre 1871 beobachtete Hitzig, daß bei Schluß eines galvanischen Stromes ein Schwanken des Kopfes und Körpers der mit geschlossenen Augen dastehenden Vp. nach der Seite der Anode auftritt. Das ist die heute als Fallreaktion bezeichnete Körperbewegung. Er erfuhr von seinen Vpn., daß bei solchen Versuchen auch bestimmte Empfindungen auftreten können: als ob sie nach der Kathode versänken oder gedreht würden, als wenn sie leichter würden auf einer Seite. Eine Vp. hatte auch den Eindruck, als wenn sie in einem Karussel gefahren würde, welches von der Seite der Anode nach der der Kathode drehte. Hitzig ist erstaunt darüber, daß einem früheren Untersucher, der nur über das Wanken des Körpers berichtet, diese andere Hälfte der Erscheinungen von Schwindel entgangen sei. Allerdings hat man beim Studium der Hitzigschen Versuche den Eindruck, daß nicht bei allen seinen Vpn. diese andere Hälfte des Schwindels, nämlich das Erlebnis der Scheinbewegung auftrat, denn in seinem Berichte heißt es stets: „der Selbstbeobachtung Fähige geben an". Eine besondere Möglichkeit, sich selber zu beobachten, ist also offenbar Bedingung für das Zustandekommen des Erlebnisses der Scheinbewegung. Der Zusammenhang zwischen den beiden Hälften des Schwindels ist bei Hitzig in folgender Weise gegeben. Auf die scheinbare Empfindung hin, daß der Kopf oder der Körper nach der Kathodenseite umfiele, vollzieht die Vp. eine willkürliche Bewegung nach der Seite der Anode, um das Gleichgewicht zu erhalten. Hitzig stützt sich mit dieser Deutung auf die Angaben seiner der Selbstbeobachtung fähigen Vpn. Später wird die Bewegung von ihm als unbewußt-willkürliche — „nicht aber als eine passive" — bezeichnet. Damit ist ausdrücklich ihr reflektorischer Charakter abgelehnt. Die wesentlichen Punkte dieser Deutung sind also: der Reiz löst primär eine Empfindung aus (die Scheinbewegung nach der einen Seite). Auf diese reagiert die Vp. mit einer Körperbewegung nach der andern Seite. Diese Körperreaktion ist also eine an sich normale koordinierte Bewegung der Vp. auf die erlebte Empfindung hin, die aber eine Sinnestäuschung ist. In treffender Formulierung des Sachverhalts spricht Hitzig von der in Rede stehenden Kette von Empfindung und Bewegung. Bedingung und Hilfshypothese dieser Deutung ist ein psychologisches Moment, nämlich die Fähigkeit der Selbstbeobachtung.

Für diese Hitzigsche Deutung entstanden aber die größten Schwierigkeiten, als ein späterer Untersucher des galvanischen Schwindels — Kny — folgende Befunde erhob: Kny gelang es niemals, auch bei intelligenten Vpn. nicht, das Gefühl des Fallens nach der Seite der Kathode, also die HITZIGsche primäre Empfindung zu erzeugen, wenn die Vpn. in gerader Haltung mit geschlossenen Augen dastanden, sondern stets trat sofort auf den Reiz hin die Neigung des Körpers nach der Anodenseite ein; dabei hatten die Vpn. die Empfindung dieser realen Körperbewegung. Dagegen konnte konstant bei allen Vpn. die Scheinbewegung nach der Seite der Kathode hervorgerufen werden, wenn Kopf und Körper passiv durch ein Stativ fixiert wurden, d. h. wenn die motorischen Erscheinungen nach der Anodenseite verhindert wurden. Es ist offenbar, daß diese Ergebnisse der von HITZIG angenommenen Kette von Empfindung und Bewegung scharf widersprechen. Denn die primäre Empfindung, auf die als Reaktion die motorischen Erscheinungen erfolgen sollten, konnte unter gewöhnlichen Bedingungen nicht nachgewiesen werden. KNY ließ diese Diskrepanz bestehen. Er nahm im ganzen doch die HITZIGsche Hypothese an, fügte aber kritisch hinzu, daß er immer den Eindruck hatte, als ob hier ein Kampf zwischen zwei Empfindungen bestehe, der des Nach-der-Kathode-Versinkens und der realen Körperbewegung nach der Anode. Um diese Befunde doch noch mit der HITZIGschen Annahme in Einklang bringen zu können, hat man später die Zusatzhypothese eingeführt, daß die primäre Empfindung den Vpn. nicht recht bewußt wird, weil sie durch die sofort eintretenden Reaktionsbewegungen unterdrückt wird.

Zu einer ganz andern und prinzipiell doch ähnlichen Erklärung des galvanischen Schwindels gelangte GERTZ. Er bestimmte die Latenzzeit der Körperschwankung zu 0,1 bis 0,15 Sek. bei mittleren Stromstärken, und er fand für die Reaktionszeit auf das Schwindelgefühl Werte von 0,4 Sek. GERTZ schloß daraus, daß die motorischen Erscheinungen der Körperschwankung nicht die sekundäre Reaktion auf die Schwindelempfindung sein könnten, sondern daß vielmehr der Zusammenhang der umgekehrte sei. Primär sei die durch den Reiz gesetzte asymmetrische Änderung des Muskeltonus. Diese muskuläre Zustandsänderung löse die Schwindelsensation aus, die gewissermaßen nur die Wahrnehmung der motorischen Veränderungen sei. In dieser Annahme von GERTZ sind die beiden Glieder der HITZIGschen Kette völlig vertauscht. Der primäre Reizeffekt wird zur sekundären Reaktion und umgekehrt. Aber das Prinzip des Zusammenhanges, daß die eine Gruppe der Erscheinungen eine an sich normale Reaktion auf die andere Gruppe ist, die die durch den Reizeffekt hervorgerufene Störung darstellt, dieses Prinzip ist beibehalten.

Eine letzte Möglichkeit hat dann FRUBÖSE auf Grund seiner Experimente erwogen. Er fand bei stehenden Vpn. das sofortige Auftreten der Körperschwankung ganz in der Weise wie KNY. Bei liegenden Vpn. dagegen traten immer Scheinbewegungen auf, nie aber motorische Phänomene. Dieser letzte Befund war unvereinbar mit der These von GERTZ, denn gerade im Liegen, wo keine asymmetrischen Tonusverteilungen eintreten, war die Schwindelsensation am ausgeprägtesten. FRUBÖSE nimmt daher an, daß die galvanische Durchströmung des Kopfes zwei voneinander bis zu einem gewissen Grade unabhängige Effekte hat: die bewußte Empfindung des galvanischen Schwindels einerseits, eine vom Bewußtsein unabhängige Reflexbewegung, nämlich die Körperschwankung andererseits. Als Hilfshypothese wäre dann noch hinzuzufügen, daß der Eintritt der Reflexbewegung die bewußte Empfindung unterdrücken kann, um die Versuche an stehenden Vpn. zu erklären. Damit ist allerdings wieder ein gewisser Zusammenhang der beiden Hälften des Schwindels eingeführt, die voneinander relativ unabhängig sein sollten.

Überblickt man diese Versuche und Deutungen im ganzen, so zeigt sich, daß im Laufe der Zeit alle denkbaren Möglichkeiten der HITZIGschen Kette probiert worden sind, um den Schwindelkomplex aufzulösen. Jede einzelne dieser Möglichkeiten steht im schroffen Widerspruch zu den andern. Keine ist imstande trotz besonderer Hilfskonstruktionen die experimentell gewonnenen Befunde, die nicht zu bezweifeln sind, zu erklären und der Wirklichkeit des Schwindels gerecht zu werden. Es muß zugestanden werden, daß das alte Erklärungsprinzip in dem Komplex der Schwindelerscheinungen die eine Gruppe als Reaktion auf die andere zu verstehen und so zu einer Psychophysik des Schwindels zu gelangen gescheitert ist. Aus unserem Material geht hervor, daß auch bei der galvanischen Durchströmung des Kopfes die zwei früher analysierten Grundversuche zu finden sind. Im einen kommt es zur Entwicklung einer Haltungsänderung der Vp. ohne Scheinbewegung, so wie KNY und FRUBÖSE das bei stehenden Vpn. beobachtet haben. Im anderen tritt eine Scheinbewegung (Gefühl des Umsinkens nach der Kathode, Drehung des Raumes nach der Kathode) ohne motorische Erscheinungen auf. Von dieser berichtet KNY aus seinen Versuchen mit passiv fixierter Motorik, FRUBÖSE aus seinen Experimenten an liegenden Vpn. Endlich können die beiden Versuche ineinander umschlagen, sodaß die Fallreaktion mit einer Verzögerung auftritt, während der eine Scheinbewegung nach der anderen Seite erlebt wird. Dieser Verlauf entspricht den Versuchen, die HITZIG zu seiner Deutung veranlaßten. Jedesmal handelt es sich um psychophysische Ordnungen, die Wahrnehmung und Motorik umfassen. Die Annahme einer Unterdrückung der Scheinbewegung durch die auftretenden motorischen Erscheinungen wird überflüssig. Die Verwandlung der einen Ordnung in die andere ist verbunden mit einer Verschiebung der Symptombildung (Fallreaktion, Scheinbewegung). Und wenn KNY den Eindruck des Kampfes zwischen zwei Vorgängen bei diesen Versuchen hatte, so ist damit ausgezeichnet der Zustand der Vp. getroffen, die eben in der Entscheidung dieser beiden Möglichkeiten schwankend steht. So tritt an die Stelle des HITZIGschen Bildes von der Kette der Empfindung und Bewegung der Wandel und der Kampf psychophysischer, biologischer Akte (VON WEIZSÄCKER). Die Auflösung des Schwindelkomplexes aber in zwei voneinander unabhängige Effekte, wie FRUBÖSE das erwog, erscheint angesichts der innigen Verknüpfung — wir zitieren hier PURKINJES alte Erkenntnis — von räumlicher Anschauung und Bewegung im Raume völlig unhaltbar. Alle Untersucher sind auch geradezu von dieser Verknüpfung ausgegangen.

Mißt man, um zu unserer oben gestellten Frage zurückzukehren, den Wert eines Deutungsversuches daran, ob er die Tatsachen ungeschmälert in sich aufnehmen und schwierige Hilfshypothesen zum Verschwinden bringen kann, so ist festzustellen, daß der hier gegebene Versuch dieses leistet.

Hinzugefügt sei noch, daß die hier am Beispiel des galvanischen Schwindels aufgewiesenen Diskrepanzen sich auch in anderen Provinzen dieses großen Gebietes wiederfinden und zwar in ganz ähnlicher Weise. Wir führen nur die Diskussion zwischen WODAK und GOLDSTEIN an über die Bedeutung der Richtungsvorstellung und der Koordinationsstörung bei der Erklärung des BARANYschen Zeigeversuches. Und wenn heute bei Phänomenen wie den sogenannten induzierten Tonusveränderungen oder den Automatosen in der Klinik die Frage nicht verstummen will, ob es sich um organische, d. h. meistens reflektorische oder um hysterische, d. h. oft im alten MÖBIUSschen Sinne „willkürlich nachahmbare" Abläufe handelt, so ist das prinzipiell dieselbe Frage, wie die, die von HITZIG bis FRUBÖSE für den galvanischen Schwindel aktuell war und die wir soeben zu analysieren versuchten. Organische Erkrankungen von hysterischem Gepräge, Neurosen mit Symptombildung am Organ, sind psychophysische Rätsel, die eine Antwort der Psychophysik erheischen. Psychische Überlagerung und Organminderwertigkeit können diese Antwort befriedigend nicht geben, weil sie das dynamische Geschehen zwischen Erlebnis und körperlichem Vorgang mehr verdecken als sichtbar werden lassen. Am Beispiel des Schwindels versuchten wir uns vorsichtig diesem Problem zu nähern.

Zur Biologie der Symptome.

Im ersten Kapitel dieser Arbeit war ausführlich dargelegt worden, zu welchen Ergebnissen Sinnesphysiologie und Reflexphysiologie bei der Betrachtung des Schwindels kommen. Von der Seite der Wahrnehmung und des Erkennens her erscheint der Schwindel als Sinnestäuschung. Von der Seite der motorischen Regulation her ist er eine Gleichgewichtsstörung. Aber im Schwindel sind beide aufeinander eigentümlich bezogen. Gerade das macht sein Wesen aus. So kann weder reine Sinnesphysiologie, die die Wahrnehmung und den Prozeß des Erkennens unabhängig von der Motorik studieren will, ihn fassen, noch reine Reflexphysiologie, die motorische Vorgänge unabhängig vom Bewußtsein sich zum Thema gemacht hat. Dem Schwindel konform kann nur eine Betrachtung sein, die biologisch ist, in der Wahrnehmen und Sichbewegen in ihrem lebendigen Zusammenhang gesehen werden. Blickt man in solcher Weise noch einmal auf die Analyse unserer Grundversuche, etwa der optokinetischen, so zeigt sich eine überraschende Doppeldeutigkeit der beiden Symptome, der Scheinbewegung und der motorischen Phänomene. Offenbar ist es die biologische Leistung der motorischen Phänomene im ersten Grundversuch, die Bildung einer deutlichen Wahrnehmung des Rades und seiner Streifen im ruhenden Raume zu ermöglichen und so die Störung zu beseitigen. Aber gleichzeitig führen gerade sie schließlich zur Gleichgewichtsstörung und zum Schwindel. Und ebenso vermag die Sinnestäuschung der Scheinbewegung im zweiten Grundversuch biologisch die Haltung der Versuchsperson zu festigen. Denn mit ihrem Auftreten kommt es zum scheinbaren Stillstand des Rades und damit zu einer Erleichterung der fixierenden Einstellung der Vp. Aber gerade die Scheinbewegung wird am Ende zum Grund der Desorientierung und des Schwindels. Von beiden Phänomenen gilt im biologischen Sinne das, was Freud vom Traum in bezug auf den Schlaf behauptet hat: sie sind „Hüter und Störer" einer lebendigen Beziehung des Menschen zur Welt zugleich. Sie sind biologisch ambivalent und dem entspricht auch die Gefühlslage der Vp., die beim Auftreten der Symptome zwischen Hingabe und Widerstand schwankt. Die Scheinbewegung wie die motorischen Phänomene verführen zum Mitmachen und zur Übertreibung, und sie fordern heraus zum Widerstreben und krampfhaften Verhalten, und sie tun dies beides in einem. Es ist klar ersichtlich, daß sich hier engste Beziehungen zu neurotischen Abläufen ergeben, jedoch soll darauf hier nicht näher eingegangen werden.

Über die Organgrundlagen des Schwindels.

Das vorliegende Material läßt zu dieser Frage weittragendere Schlüsse nicht zu. Vieles muß ungeklärt bleiben. Immerhin ist es möglich, wenigstens einige Gesichtspunkte aufzuweisen, die von Bedeutung sind. Schon die Aufführung unserer Befunde zeigt, daß Schwindel offenbar von mehreren rezeptorischen Feldern her angeregt werden kann. Wir schilderten den optokinetischen und den vestibulären Schwindel. In der Literatur finden sich Angaben, daß auch durch Bewegung von Schallquellen um einen Menschen herum, also akustokinetisch, Schwindel erzeugt werden kann. Vielleicht gibt es auch einen haptokinetischen Schwindel. Eine spezifische Zuordnung des Schwindels zu einem bestimmten Rezeptorensystem, wie etwa dem vestibulären, könnte danach nicht angenommen werden. Eine solche Feststellung wäre von Wichtigkeit für die Frage nach der Beziehung von Struktur und Funktion. Aus dem historischen Überblick wissen wir, daß die Physiologie seit Goltz und Mach geneigt war, den Schwindel und das vestibuläre System in einen im strengen Sinne spezifischen Zusammenhang zu bringen und dementsprechend auch die anatomische Grundlage sich vorzustellen. Sieht man sich daraufhin näher die experimentellen Befunde an, so ergibt sich folgendes:

Eine Reizung des Vestibularapparates führt beim Menschen zur Entstehung von Bewegungseindrücken. Der klassische Fall ist der passive Drehversuch, in dem die Vp. eine Drehung in bestimmter Richtung und von bestimmter Geschwindigkeit erlebt. In Bewegung erscheint dabei der eigene Körper als Ganzer. Dieser Eindruck wird in der Physiologie gemeinhin als Drehempfindung (neuerdings von M. H. Fischer als Zirkularvektion) bezeichnet. Seit Mach werden diese Drehempfindungen für die spezifische Sinnesenergie des vestibulären Systems gehalten. Sie stellen eine besondere

Sinnesmodalität neben den Licht- und Tonempfindungen usw. dar. Nun zeigen aber die neueren optokinetischen Versuche, daß bewegte optische Reize genau die gleichen Drehempfindungen auslösen können, ohne daß eine Erregung jedenfalls des peripheren Vestibularapparates stattfindet. Im optokinetischen 2. Grundversuch steht die Vp. ganz ruhig da, sie hat keinen Nystagmus und sie hat den Eindruck, daß sie sich entgegengesetzt der Richtung des Drehrades fortbewegt. Diese Drehempfindung unterscheidet sich phänomenologisch in keiner Weise von der vestibulär ausgelösten. Sie hat eine bestimmte Richtung und eine bestimmte Geschwindigkeit und vollzieht sich ganz stetig. Auch das weitere Phänomen, welches mit dieser Drehempfindung verbunden sein kann, der Eindruck nämlich, daß ich mich mit dem ganzen umgebenden Raum fortbewege (das sogenannte Lindner-Phänomen) kommt in völlig gleicher Weise sowohl bei optokinetischer wie vestibulärer Reizung vor. Nehmen wir hinzu, was schon erwähnt wurde, daß Dodge akustokinetische Drehempfindungen beschrieben hat, so ist jedenfalls so viel sicher, daß Drehempfindungen, wie sie in spezifischer Weise an die Funktion des Vestibularapparates gebunden sein sollen, auch von anderen Sinnesfeldern her ausgelöst werden können. Eine ähnliche Überlegung läßt sich für motorische Phänomene des Schwindels durchführen. Auch dabei ergibt sich, daß der Nystagmus sowohl wie die Kopf-, Körper- und Armbewegungen in der gleichen Weise durch vestibuläre wie optokinetische Reizung hervorgerufen werden können. Sie sind in der Beobachtung nicht zu unterscheiden, und Goldstein und andere haben angegeben, daß auch durch Hautreize bei Ausschluß vestibulärer Einwirkungen ganz ähnliche motorische Reaktionen zu erzielen sind.

Es ist also in der Tat so, daß der ganze Schwindelkomplex, auch der echte Drehschwindel, keineswegs nur vom Vestibularapparat her angeregt werden kann, sondern auch von anderen rezeptorischen Feldern. Die Monopolstellung, die dem Labyrinth gewöhnlich in der Lehre vom Schwindel eingeräumt wird, kann angesichts dieser Tatsachen nicht aufrechterhalten werden. Das ist eine Anschauung, die in ähnlicher Weise schon von Kries vertreten hat, wenn er bei Besprechung der Bewegungsempfindungen sagt, daß die „vom statischen Organ erzeugten Eindrücke qualitativ den auf mancherlei andere Weise zu erhaltenden ganz gleichartig sind“ [1]).

[1]) v. Kries geht noch weiter; er diskutiert die Möglichkeit, daß das statische Organ überhaupt keine eigentümlichen, von den Leistungen anderer

M. H. Fischer kommt in seiner Monographie über den Schwindel zu demselben Ergebnis. Er hat daher auch ein besonderes anatomisches Schema als Grundlage der Drehempfindungen aufgestellt. Wären die Drehempfindungen im strengen Sinne die spezifische Sinnesleistung des vestibulären Systems, so müßte man in Analogie zu den anderen Sinnen anatomisch einen spezifischen Rezeptor, einen Übermittler und ein spezifisches terminales Feld in der Großhirnrinde für diese besondere Sinnesmodalität fordern. Es hat sich aber aus dem bisher angeführten ergeben, daß von einem spezifischen Rezeptor keine Rede sein kann. Fischer macht deshalb die Annahme, daß die Erregungen von allen den Sinnesorganen, die zu Vektionen führen, auf einer gemeinsamen Endstrecke oder wenigstens auf einem gemeinsamen Endfeld zusammentreffen. In den Erregungen dieses zentralen Feldes wäre dann die spezifiische neuro-physiologische Grundlage der Vektionen zu erblicken. Allerdings fehlt jeder anatomische Beweis für diese Annahme. Denn bisher hat noch niemand ein zentrales Feld des Vestibularis in der Hirnrinde gefunden und auch zentrale Projektionsbahnen sind nicht sicher bekannt. Dem Versuche also, den hier in Frage stehenden Bewegungswahrnehmungen eine Grundlage nach dem Schema der anderen Sinneswahrnehmungen zu geben, erwachsen bei näherer Durchführung beträchtliche Schwierigkeiten. Es erscheint uns daher notwendig, einen anderen Ansatz zu suchen.

Man hat streng geschieden zwischen Bewegungswahrnehmungen, in denen Gegenstände der Außenwelt bewegt erscheinen, und solchen, in denen ich mich selbst als bewegt erlebe. Diese letzteren sollen als Vektionen in spezifischer Weise dem vestibulären System

---

Sinne als selbständige abzusondernde Empfindungen hervorruft, sondern daß seine Erregungsvorgänge nur in die an andere Sinneseindrücke angeknüpften Vorgänge eingreifen. Er ist geneigt, diese Möglichkeit mindestens in bedingtem Sinne zuzugeben. Die Leistung des statischen Organs wäre dann mehr als eine umstimmende, nicht eine „spezifische Energie" hervorrufende anzusehen. Für die vestibulär vermittelten Reaktionsbewegungen wird eine ähnliche Auffassung nahegelegt durch Baranys Angabe, daß diese an das Vorhandensein einer willkürlichen Innervation geknüpft seien und an ganz entspannten Muskeln nicht auftreten, vor allem aber durch v. Weizsäckers nähere Analyse des Ablaufs solcher Vorgänge. v. Weizsäcker spricht geradezu von „raumrichtungsmäßigen Umstimmungen". Auf diese recht wichtigen Hinweise soll hier besonders aufmerksam gemacht werden, weil sie auch in den neusten Darstellungen kaum eine Berücksichtigung finden. Meist wird in diesen ohne weiteres das vestibuläre System als ein Sinnessystem neben den andern behandelt.

zugeordnet sein. Nun wissen wir aber aus den optokinetischen Versuchen, daß in diesen bei gleichbleibendem physikalischem Reiz einmal eine optische Bewegungswahrnehmung auftreten kann (ich in Ruhe, Rad und Streifen in Bewegung), ein andermal eine Vektion meiner selbst (ich in Bewegung, Rad und Streifen in Ruhe). Maßgebend für die Wahl dessen, was ruhend, was in Bewegung erscheint, ist also gar nicht die Tatsache, daß dieser oder ein anderer Rezeptor gereizt wird. Sondern ausschlaggebend für den Effekt ist die in dem Kreis Störung-Wahrnehmung-Motorik gegebene Situation, die wir früher genauer beschrieben. Ähnlich liegen die Dinge bei vestibulären Versuchen. Im passiven Drehversuch mit offenen Augen erlebt man erst eine Drehung seiner selbst, während die Umwelt ruhend erscheint, dann nach längerem Drehen, auch wenn keine Geschwindigkeitsänderung erfolgt, gerät die Umwelt in Bewegung und ich ruhe. Auch dieser Versuch ist nicht einfach damit zu erklären, daß die Labyrintherregung im Laufe der Drehung abklingt und so die Drehempfindung erlischt; denn wir wissen dann noch nicht, warum die Umwelt am Beginn des Versuches ruht und nachher sich dreht. Zudem ist durch BUYS und FISCHER bekannt, daß auch bei völlig gleichmäßigem Drehen des Stuhles immer wieder Drehempfindungen des eigenen Körpers auftreten können, daß also die physikalischen Vorgänge der Endolymphbewegung allein kein ausreichendes Bild des Drehversuches geben können. Auch in diesem Versuch sind Situationsbestimmungen im vorher bezeichneten Sinne wesentlich für das, was geschieht.

Aus alledem geht hervor, daß Bewegungswahrnehmungen nicht wie eine Sinnesmodalität in spezifischer Weise einer bestimmten anatomischen Struktur verhaftet sein können, bei deren Erregung sie auftreten und bei deren Ausfallen sie fehlen. In ihnen beziehen wir uns ja auch nicht in erster Linie auf einen Gegenstand wie bei den optischen, taktilen, akustischen Wahrnehmungen, sondern wir erleben in ihnen eine Bewegung, d. h. eine bestimmte räumliche Ordnung der Dinge zu uns oder umgekehrt. Wie man für den Raumsinn, an dem mehrere Sinne Anteil haben, kein Zentrum in der Bedeutung eines Projektionszentrums annehmen kann, so ist auch kein besonderes Zentrum der Drehempfindungen und der Bewegungswahrnehmungen zu postulieren. Dementsprechend kennt die Hirnpathologie ein „Schwindelzentrum“ nicht. Entsprechende Annahmen konnten nicht gehalten werden. Auch BARANYS Konzeption der „Richtungszentren“, die in bezug auf motorische Vorgänge in dieses Gebiet gehören, konnte sich nicht durchsetzen. Die Auslösbarkeit aller vertiginösen Störungen von verschiedenen Rezeptoren her, das Auftreten von Schwindel bei Läsionen der verschiedensten Hirnregionen und die recht weitgehende Möglichkeit, pathologische Gleichgewichts- und Schwindelstörungen auszugleichen (man spricht dann gern von Funktionsübernahme durch andere Hirnteile) sprechen unseres Erachtens dafür, daß dieser im physiologischen Sinne hinter den Organapparaten liegenden, diese miteinander verbindenden Funktionsschicht (v. WEIZSÄCKER) eine diffusere, vielleich auch strukturell undifferenziertere zentrale Repräsentation zukommt als den Einzelsinnen, wie Auge und Ohr. Ein Zwang, diese Vorstellung so auszuweiten, wie PETRÉN und INGVAR es tun, wenn sie der Leistung der Orientierung, die Wahrnehmungen und Motorik verbindet, und ihrer Störung dem Schwindel, das ganze Z.N.S. als anatomische Grundlage zuweisen, ist durch die klinischen und experimentellen Erfahrungen nicht gegeben. Es gibt sicher Hirngebiete, bei deren Läsion die räumliche Einordnung in besonders ausgesprochenem Maße notleidet. Man denkt da vor allem an das cerebellare System. Besser, weil den Tatsachen eher Rechnung tragend, scheint es uns zu sein, auch für das Problem Struktur und Funktion, einen Vergleich heranzuziehen, den v. KRIES für die Physiologie des Raumsinnes einmal gebraucht hat, den mit dem Funktionsgebiet der Sprache. Auch dieses steht ja hinter den Projektionssystemen und dennoch kann für seine Störungen nicht das ganze Z.N.S. reklamiert werden.

Anhang.

Die Versuchsprotokolle stellen Beispiele dar. Weitere Protokolle finden sich in unseren Arbeiten: PFLÜGERS Archiv, 228, 510 (1931) und PFLÜGERS Archiv 230, 16 (1932).

a) Optokinetische Versuche.

Anordnung: Optisches Drehrad von 1 m Durchmesser, dessen Innenseite abwechselnd mit weißen und schwarzen Streifen von je 15 cm Breite austapeziert ist. Helle elektrische Lampe in der Achse des Rades; der Raum sonst verdunkelt. Motorantrieb. Um das Drehrad herum ist ein Stahlband aufgestellt mit einer Gradeinteilung. Zur Fixation wird eine weiße, 1 qcm große Marke benutzt, die vom Beobachter dicht vor die Streifen gehalten wird. Vp. steht in „Rombergstellung“ innerhalb des Rades.

Nr. 1, Vp. M. 5. 2. 1930.

Zeit für 1 Umdrehung des Rades	Motorische Reaktionen	Wahrnehmung	Allgemeinverhalten
5 Sekunden	Fast regelmäßiger Nystagmus; Drehung von Kopf und Körper nach links; Wandern der vorgestreckten Arme nach links um fast 90°.	„Ein Band von Streifen, es zieht einen nach links."	Steht unsicher; unangenehmes, schwindliges Gefühl.
	Fixation der Marke.		
5 Sekunden	Kein sichtbarer Nystagmus, Stehenbleiben der Arme gerade vorn mit kurzen kleinen ruckartigen Bewegungen nach rechts.	„Marke bewegt sich nach rechts, ziemlich schnell; Rad steht still. Der ganze Raum bewegt sich mit."	Ist ganz schwindlig, weiß gar nicht mehr, wo er ist.

Labile Vp. mit sehr ausgeprägten optokinetischen Reaktionsbewegungen und einer den ganzen Raum umfassenden Scheinbewegung (Lindner-Phänomen). Gesamtverhalten: mitmachend.

Nr. 2, Vp. K. 7. 2. 1930.

Zeit für 1 Umdrehung des Rades	Motorische Reaktionen	Wahrnehmung	Allgemeinverhalten
5 Sekunden	Ziemlich regelmäßiger Nystagmus nach rechts. Kaum eine Drehung von Kopf und Körper, Wandern der vorgestreckten Arme nach links um etwa 20°.	„Streifen, die vorüberziehen."	Ziemlich fester Stand. „Es ist unangenehm; man muß sich wehren, damit man stehen bleiben kann."
	Fixation der Marke.		
5 Sekunden	Stillstehen der Augen; auch der Körper und der Kopf, sowie die Arme stehen ruhig ausgerichtet nach gerade vorn.	„Die Marke bewegt sich immer schneller nach rechts. Jetzt steht das Rad still. Der Raum und ich selbst sind in Ruhe."	Lächelnd: „das ist ein spaßiger Betrieb; eigentlich kein Schwindel."

„Feste“ Vp. mit geringen optokinetischen Reaktionsbewegungen und Beschränkung der Scheinbewegung auf den optischen Bereich. Als Gesamtreaktion wird eher ein Widerstand herausgelockt.

Nr. 3, Vp. Kn. 20. 2. 1930.

Zeit für 1 Umdrehung des Rades	Motorische Reaktionen	Wahrnehmung	Allgemeinverhalten
5 Sekunden	Nicht ganz regelmäßiger Nystagmus nach rechts. Kopf und Körperdrehung geringen Ausmaßes. Hin- und Herwackeln der vorgestreckten Arme.	„Ich sehe das Rad, das sich dreht. Sonst steht alles ruhig.“	Zunächst ruhiger Stand, dann deutliches Unsicherwerden und Auftreten von Schwindel.
Nach etwa 10 Sekunden erfolgt von selbst ein völliger Umschlag der Situation.			
	Stillstand der Augen; Vp. starrt ins Unendliche	„Jetzt fängt sich alles an nach rechts zu drehen, und das Rad steht still“.	„Das ist richtiger Schwindel.“ Fängt an, unsicher zu stehen.

Es setzt langsam eine Drehung des ganzen Körpers der Vp. entsprechend der Richtung der Scheinbewegung ein. Vp. „macht die Scheinbewegung gleichsam mit“. Nach einigen Sekunden erfolgt von selbst wieder ein Umschlag in die erste Situation.

Bei dieser Vp. tritt sehr deutlich ein spontanes Hin- und Herschlagen von der einen Situation in die andere auf.

b) Versuche über galvanischen Schwindel.

Stromquelle: das Stadtnetz. Schaltung wie zur Bestimmung der Rheobase. Elektroden: Kopfhörerform, angelegt bitemporal am Prozessus mastoideus. Die Vp. steht mit je einem Bein auf einer Federwage.

Nr. 1, Vp. B. 19. 8. 1931.

Anode links, Spannung 40 Volt, Reizdauer 2 Sekunden.

Motorische Reaktionen	Wahrnehmung
Schwanken des Körpers nach links, welches sofort nach Stromschluß einsetzt. Die linke Wage geht von 40 kg auf 80 kg.	Geringe Dösigkeit im Kopfe. „Es zieht einen einfach nach links.“

Nr. 2, dieselbe Vp. 20 Minuten später.

Gleiche Versuchsbedingungen, keine besondere Instruktion.

Motorische Reaktionen	Wahrnehmung
Zunächst ist nichts zu sehen; erst nach etwa 1 Sekunde geringe Neigung des Körpers nach links. Die linke Wage geht unter Schwankungen von 40 kg auf 45 kg.	„Das war ganz anders. Als wenn ich nach rechts herum gedreht würde, wie richtiger Schwindel. Zuletzt zog es etwas nach links." Sehr unangenehme Dösigkeit im Kopfe.

Die Vp. bemerkt dazu, daß sie „unwillkürlich nach links getreten sei, als es sie so nach rechts gedreht habe".

c) Drehversuche.

Zu den passiven Drehversuchen wurde ein Drehstuhl benutzt, wie er in der Otologie gebräuchlich ist. Dieser war über eine Kurbel mit der Hand zu betreiben. Die Vp. saß fest mit Beißbrett; Kopf zur Achse zentriert und um etwa 20^0 nach vorne geneigt. Verbundene Augen. Die Geschwindigkeit wurde mit der Stoppuhr durch einen Beobachter festgelegt.

Nr. 1, Vp. M., 20. 5. 1932.

10 Umdrehungen in 20 Sekunden.

Beim ruckartigen Anhalten:

„Es dreht sich alles nach links, der Stuhl mit mir und der ganze Raum. Alles geht wie im Kreis herum. Es ist äußerst unangenehm."

Befragt, gibt Vp. an, daß dieses Erlebnis das gleiche sei, wie bei dem Fixieren der Marke im Versuch mit dem Drehrad. Aber es sei „viel heftiger und viel rasanter".

Gewöhnlicher Drehversuch, besonders eindrucksvolle Scheinbewegung des ganzen umgebenden Raumes.

Nr. 2, Vp. G., 5. 6. 1932.

1 Umdrehung in 2 Sekunden.

Nach 15 Sekunden: „Die Drehung hat aufgehört, ich sitze ganz ruhig."

Nach 32 Sekunden: „Langsame Drehung nach links, die anschwillt. Dann wieder Ruhe."

Nach 50 Sekunden: Ruckartiges Anhalten: „Heftige Drehung nach links, alles hat sich im Kreis bewegt." Vp. weiß nicht, was geschehen ist. Ist völlig desorientiert im Raume.

Protrahierter Drehversuch mit Auftreten einer inversen Drehempfindung trotz gleichmäßiger Rotation.

Aktive Drehversuche: Vp. dreht sich bei geschlossenen Augen 10 mal in 20 Sekunden um sich selbst.

Nr. 1, Vp. V. — Keine besondere Instruktion.

Beim Anhalten:	Motorische Reaktionen	Wahrnehmung
	Drehung des Körpers und Kopfes nach rechts, unsicherer Stand und Wakkeln mit Fallneigung nach rechts.	„Dummes Gefühl im Kopfe, Schwindel. Der Boden dreht sich nach links, als wenn alles entglitte. Es fährt in die Beine und zieht auch nach rechts. Es ist ein Hin und Her."

Nr. 2, Vp. V.

Aufforderung, dem Impuls zum Weiterdrehen nachzugeben.

Beim Anhalten:	Motorische Reaktionen	Wahrnehmung
	Starke, langsam zügige Drehung des ganzen Körpers nach rechts, die schließlich die Vp. zum Übertreten nötigt.	„Weniger Schwindel. Es dreht einen so leicht weiter. Man möchte gar nicht aufhören. Keine Scheinbewegung."

Nr. 3, Vp. V.

Aufforderung, beim Anhalten ganz still und möglichst ruhig zu stehen.

Beim Anhalten:	Motorische Reaktionen:	Wahrnehmung
	Unsicherheit des Standes, Wackeln des ganzen Körpers, Hin- und Herschwanken	„Höchst unangenehm, starker Schwindel. Alles dreht sich unter einem weg nach links."

Literaturverzeichnis.

1. Barany, R.: Lewandowskys Handb. d. Neurologie Bd. 3. — 2. Brunner, H.: Allgem. Symptomatologie usw. Handb. d. Neurol. d. Ohres Bd. 1 (1924). — 3. Dodge: zit. nach M. H. Fischer. — 4. Fischer, M. H.: Die Regulationsfunktion des menschl. Labyrinthes usw., München 1926. — 5. Derselbe und Kornmüller: Der Schwindel. Bethes Handb. d. normalen u. pathol. Physiologie Bd. 15/1. — 6. Freud, S.: Vorlesungen zur Einführung in die Psychoanalyse. — 7. Fruböse: Z. Biol. 76, 267 (1922). — 8. Gertz: Acta oto laryng. 1, 215 (1918). — 9. Goldstein, K. und W. Riese: Klin. Wochenschr. 4 (1925). — 10. Hitzig: Untersuchungen über das Gehirn. Berlin 1874. —

11. Hofmann, F. B.: Lehre vom Raumsinn des Auges. Berlin 1925. — 12. Kny: Arch. f. Psychiatr. 18, 637 (1887). — 13. v. Kries: Allgemeine Sinnesphysiologie. Leipzig 1923. — 14. Nagel, W.: Die Lage-, Bewegungs- und Widerstandsempfindungen, im Handb. d. Physiologie des Menschen Bd. 3. Braunschweig 1905. — 15. Petrén und Ingvar: Vertiges. Nouveau Traité de médicine Bd. 18. Paris 1928. — 16. Vogel, P.: Pflügers Archiv 228, 510 (1931). — 17. Derselbe: Pflügers Archiv 228, 632 (1931). — 18. Derselbe: Verh. d. Deutsch. Ges. f. innere Medizin. Wiesbaden 1931. — 19. Derselbe: Nervenarzt 5, 169 (1932). — 20. Derselbe: Pflügers Archiv 230, 16 (1932). — 21. v. Weizsäcker: Nervenarzt 4, 433 und 526 (1931).

Kapitel III.

Schwindel und vegetative Erscheinungen.

Schwindelzustände sind recht häufig begleitet von Symptomen auf vegetativem Gebiet, wie sie in vollster Ausprägung bei der Seekrankheit vorkommen. Von ihr hat der ganze Komplex auch seinen Namen: die Nausea. Symptome dieser Art lassen sich auch bei allen experimentell hervorgerufenen Schwindelzuständen beobachten, bei den vestibulären sowohl wie bei den optokinetischen. Sie sind ein integrierender Bestandteil des Ménièreschen Anfalles.

1.) Klinische Beschreibung und nähere Analyse.

Mit dem Auftreten und vor allem dem längeren Anhalten des Schwindels ändert sich das Gesamtbefinden, es wird einem schwach und schlecht zumute. Der Mensch wird blaß im Gesicht, seine Haut ist kühl und feucht von Schweiß, er fröstelt unbehaglich, ab und an läuft ein leichter Schauer über ihn. Dazu muß er häufig gähnen. Mehr und mehr fühlt er seinen Magen; es drückt in dieser Gegend, er muß öfter aufstoßen und schließlich ist eine richtige Übelkeit da, mit Speichelfluß, Erbrechen und evtl. auch Stuhldrang. Eine große Mattigkeit und Schwäche ist vorhanden, die Glieder sind wie zittrig, jede Bewegung und oft jeder neue Sinnesreiz kann die heftigeren Symptome wieder hervorrufen. Aus einem Menschen, der sich ganz wohl fühlte, ist ein richtiger Kranker geworden, und seine Beschwerden können noch längere Zeit anhalten und den eigentlichen Schwindel um Stunden überdauern. Im einzelnen kann das Bild recht wechselvoll sein. Dieses oder jenes Einzelsystem kann zurücktreten; ein anderes ganz beherrschend werden. Man hört Klagen über Druck im Kopfe, über Dösigkeit, manchmal kann eine Benommenheit eintreten, die im ganzen aber selten ist. Im schweren MÉNIÈREschen Anfall können stürmisch alle Symptome fast gleichzeitig eintreten, während bei anderer Gelegenheit, vor allem im Experiment, in einer gewissen zeitlichen Reihenfolge das vegetative Syndrom sich erst entwickelt.

Will man vom klinischen her eine gewisse Gruppierung treffen, so kann man mit DÉJÉRINE (6) aus dem Gesamtkomplex vegetativer Erscheinungen herausheben: vasomotorische Veränderungen (Blässe, Kühle der Haut, Gähnen und Müdigkeit), die der Synkope nahestehen, und Störungen der Magen- und Darmtätigkeit. Diese geben jedenfalls dem klinischen Bild das Gepräge, während Symptome von seiten des Herzens und der Atmung nur eine sekundäre Rolle spielen, wenn nicht besondere Bedingungen vorliegen. So greift der Schwindelkranke gern nach seinem Kopf und nach seinem Leib, weniger an die Brust, wie das im Angstanfall der Kranke zu tun pflegt. In der zeitlichen Folge gehen die vasomotorischen Veränderungen den intestinalen meist voran. Blaßwerden ist oft das erste Symptom und Erbrechen und Durchfall das letzte.

Die klinischen Beobachtungen sind nun in experimentellen Einzeluntersuchungen weiter analysiert worden, um das Zustandekommen dieser Symptome und ihren Zusammenhang mit dem Schwindel zu verstehen. Man ist dabei meistens von der Reizung des Vestibularapparates ausgegangen (Drehversuche, kalorische und galvanische Reize); ein Vorgehen, das ja der MÉNIÈREsche Anfall nahelegte. Von den Ergebnissen dieser Untersuchungen ist wichtig, daß sichere und eindeutige Einflüsse der Labyrintherregung auf das Herz (beobachtet am Elektrokardiogramm) und die Atemkurve nicht nachgewiesen werden konnten. Das Gleiche gilt für den Stoffwechsel. Hier hat neuerdings KRAUSE (10) beim Menschen nach längerer Kaltspülung eines Ohres eine Veränderung der Blutzuckerkurve nicht finden können. Die bei Tier und Mensch beschriebenen Veränderungen des Blutdrucks und der Durchblutung — meist wird von einer Blutdrucksenkung gesprochen — sind hinsichtlich der Faktoren ihres Zustandekommens noch recht unklar. Sichere und eindeutige Befunde hat man dagegen ganz entsprechend der klinischen Beobachtung am Magen-Darmkanal erheben können. Die röntgenologische Beobachtung des breigefüllten Magens beim Menschen, sowie die Beobachtung von Dünndarmschlingen im Tierversuch ließen unter der Labyrintherregung Veränderungen des Ablaufs der Bewegungen und des Spieles der Zusammenarbeit der einzelnen Abschnitte erkennen, die langsam anklingen und die Labyrinthreizung überdauern. Von welcher Art die physiologischen Vorgänge dabei sind, das läßt sich gut illustrieren an einer weiteren vestibulär hervorzurufenden Veränderung innerhalb des vegetativen Bezirkes, die Wodak und Fischer sehr genau am Menschen studiert haben, und die auch im Tierversuch bestätigt werden konnte. Es ist eine Wirkung auf die Pupillen. Unter sehr vorsichtiger Berücksichtigung aller Fehlerquellen konnten diese Autoren wie die beiliegende Abbildung zeigt, feststellen, daß die Pupillen vom Beginn der Rotation ab (es handelt sich um einen Drehversuch) sich zunehmend etwas verengern, kurz nach Rotationsende ganz eng werden, dann sich plötzlich erweitern und langsam zur Norm zurückkehren. Außerdem aber wandelt sich das feine Spiel der Pupille: es hört mit Rotationsbeginn ganz auf. Die feinen Schwankungen verlieren sich, die Pupille erstarrt. Zum Schluß kehrt sie unter größeren Schwankungen lange nach Rotationsende in ihr gewöhnliches Spiel zurück. Es ist ersichtlich, daß dieser ganze Vorgang nicht einfach erklärt werden kann durch einen auf rezeptorischen Reiz hin erfolgenden Innervationsstoß zum Pupillenverengerer oder -erweiterer. Der Vorgang ist viel komplizierter wie die Wandlungen des Hippus und ihre zeitliche Abfolge zeigen. Durch die Labyrintherregung wird eine der Situation vor dem Versuch angepaßte Koordination der Pupille, in der mehrere Muskeln und Nerven stehen, und der ein bestimmtes Spiel der Einstellung entspricht, in eigentümlicher Weise abgewandelt. Es erscheint daher auch nicht angebracht, einfach von einem „vestibulären Pupillenreflex" zu sprechen, wie Wodak und Fischer es tun. Der Terminus Reflex verdeckt hier eher den wirklichen physiologischen Vorgang, als daß er ihn kennzeichnet. Viel eher könnte man von einer Umstimmung sprechen. In ähnlicher Weise sind auch die am Magen-Darmtraktus ablaufenden Veränderungen physiologisch zu charakterisieren. Bereits am Anfang war darauf hingewiesen worden, daß das vegetative Syndrom auch den optokinetischen Schwindel begleiten kann. Dementsprechend gelang es Colley, an Menschen, die unter einem Drehrad schwindlig gemacht worden waren (ganz so wie in unseren optokinetischen Versuchen), röntgenologisch Veränderungen der Magenmotilität zu beobachten. Die Pylorustätigkeit wurde träger. Die Ausschüttung nahm ab. Es kam zu Atonie und zu vermehrter Fundusfüllung. Die beigegebenen Abbildungen lassen erkennen, daß es sich um die gleichen Veränderungen handelt wie bei vestibulärer Reizung, nur daß es in dem optokinetischen Versuch nicht bis zum Erbrechen kam. Unter der optokinetischen Erregung vollzieht sich also eine Wandlung der komplizierten Koordination der Magen- und Pylorusbewegungen, sodaß als Effekt nicht mehr eine Ausschüttung des Mageninhaltes in den Dünndarm erfolgt, sondern eine solche in die Speiseröhre angebahnt wird. Die Ähnlichkeit der optokinetisch ausgelösten vegetativen Symptome mit den vestibulären bestimmte Colley dazu, auch für die optokinetischen Reaktionen eine vestibuläre Genese anzunehmen, indem er nach Leidler (12) auf eine beim Schwindel eintretende, vom Augenmuskelapparat ausgehende rückläufige Alteration des zentralen Vestibularapparates rekuriert. Diese recht anfechtbare Hypothese beruht auf der Annahme der spezifischen Zuordnung des Schwindels und aller seiner Äußerungen zum vestibulären System, die erst noch zu beweisen wären. Tatsache ist nur die Ähnlichkeit oder Gleichheit der vegetativen Symptome beim optokinetischen und vestibulären Schwindel.

Als Ergebnis der bisher mitgeteilten Beobachtungen kann zunächst festgestellt werden:

1. die soeben angeführte Übereinstimmung der vegetativen Symptombildung bei vestibulärem und optokinetischem Schwindel. Dasselbe war bereits früher für die sensorischen und motorischen Symptome gezeigt worden.

2. die an den vegetativen Organen (Pupillen, Magen-Darmtraktus, wahrscheinlich auch Vasomotoren) zu beobachtenden Veränderungen sind physiologisch als Umstimmungen zu charakterisieren, d. h. als „bestimmt gerichtete Wandlungen der Leistungen vegetativer Organe". (Quincke und Stein (14).)

3. diese Umstimmung ergreift nicht alle vegetativen Apparate gleichmäßig, sondern sie trifft eine Auswahl unter ihnen, zumindestens in dem Sinne, daß die Veränderungen gewisser vegetativer Bezirke viel ausgesprochener sind als die anderer. Die vegetative Umstimmung ist in bestimmter Richtung akzentuiert; das klinische Bild der Nausea ist ein anderes wie das der Angst. Die Symptomverteilung auf Herz, Atmung und Magen z. B. ist in beiden ganz verschieden. Und sie unterscheiden sich noch einmal, etwa von der Wollust, obwohl alle diese drei vegetative Erregungen darstellen. Gewiß gibt es Verschiebungen und Verwandlungen von Wollust zu Angst, von Angst zu Schwindel und umgekehrt; Übergangsmöglichkeiten also vom einen zum andern. Keineswegs läßt sich eine klare Systematik dieser Gemeingefühle herausarbeiten wie bei

den Sinneswahrnehmungen; aber daß es typische Erlebnisse in diesem Bereich gibt und daß diesen typische Formen vegetativer Erregung entsprechen, das kann nicht bezweifelt werden. Es handelt sich demnach bei dem vegetativen Schwindelsyndrom nicht nur um ein Vagussyndrom, wie das KOHNSTAMM (9) meinte (Übergreifen der Erregung vom Vestibulariskerngebiet auf das des benachbarten Vagus). Diese Auffassung ist zu eng, darin hat M. H. FISCHER ganz recht. Aber es geht zu weit, wenn er von einer starken vegetativen Erregung überhaupt, die vielleicht alle vegetativen Zentren der Medulla oblongata umfaßt, spricht. Eine solche ist jedenfalls heute klinisch und experimentell nicht erwiesen.

2. Versuch einer physiologischen Deutung.

An den soeben umrissenen Ergebnissen, die aus der Sichtung des Beobachtungsmateriales hervorgehen, hätte sich der Versuch einer physiologischen Deutung des Zusammenhanges von Schwindel und vegetativen Erscheinungen zu orientieren. Ziemlich allgemein wird für diese Beziehung heute an der von KOHNSTAMM, EWALD u. a. ausgesprochenen Annahme festgehalten, daß bei abnormer Reizung des Vestibularapparates die Erregung auf die vegetativen Zentren in der Medulla oblongata überginge, die in der anatomischen Nachbarschaft des vestibulären Kerngebietes gelegen sind. In ähnlicher Weise hat BRUNS (3) für die Seekrankheit formuliert, daß durch die ungewohnte abnorme Reizung des Gleichgewichtsapparates ein Reflexbogen zu den vegetativen Zentren und Bahnen sich bilde, in die die Reize gleichsam einbrechen. Die physiologische Basis, von der diese Erklärungen ausgehen, ist die bekannte Vorstellung, daß Erregungen im Z.N.S. unter bestimmten Bedingungen nicht auf das gereizte System lokalisiert bleiben, sondern auf andere übergehen, diese miterregen. Solche „zentrale Irradiation“ ist ja für die Deutung der Affekte und Emotionen des öfteren herangezogen worden, und meist wurde in der zu großen Intensität der einwirkenden Reize das Hauptmoment für ihr Zustandekommen gesehen. Auch für unseren konkreten Fall der vegetativen Symptome des Schwindels ist dementsprechend in erster Linie daran gedacht worden, daß vestibuläre Reize von besonderer Intensität (etwa die Schiffsbewegungen oder heftige Drehreize) der eigentliche Anlaß zur Miterregung der vegetativen Zentren seien. Einige Autoren (BRUNS, ABELS) sprechen von abnormen ungewohnten widernatürlichen Reizen, allerdings ohne genauere Angabe, welches Moment der

Reizgestaltung im einzelnen mit diesen Worten bezeichnet sein soll. Prüft man mit bezug auf diese Frage das vorliegende Beobachtungsmaterial, so sind einige Befunde von Bedeutung. M. H. Fischer konnte nachweisen, daß sehr rasche, längere Umdrehungen auf dem Drehstuhl selbst bei empfindlichen Vpn. dann nicht zu nauseaartigen Beschwerden führen, wenn während und nach der Drehung der Kopf der Vp. in einer bestimmten Haltung fest fixiert bleibt (zentriert zur Achse der Drehung und um etwa 20—30 Grad vornübergeneigt). Dagegen treten sehr heftige vegetative Störungen auf, wenn der Kopf während der Drehung frei gehalten wird. Er bleibt dann nicht zur Achse der Rotation zentriert, sondern führt „Schlingerbewegungen" aus. Eine ähnliche Wirkung haben Kopfbewegungen, die unmittelbar nach der Drehung ausgeführt werden. Diese Befunde lassen sich nicht ohne weiteres auf die Wirkung besonders intensiver Reize zurückführen. Endlich gibt es eine Berechnung der Winkelbeschleunigungen, die die Schiffsbewegungen den Passagieren erteilen, und diese zeigt, daß selbst bei schwerem Seegang diese Winkelbeschleunigungen nur von der Größe schwellennaher Reize für den Bogengangsapparat sind. Auch diese Angabe paßt nicht recht zu der Annahme der besonderen Wirksamkeit intensiver Reize.

Unseren eigenen Erfahrungen (17) zu dieser Frage liegen einige Beobachtungen bei galvanischen Schwindelversuchen zugrunde. Reizt man den Vestibularapparat eines Menschen, wie wir das früher beschrieben haben, mit Stromstößen von mäßiger Spannung (etwa 20—30 Volt) und einer Dauer von 2—10 Sekunden, so treten auf einen solchen Einzelreiz hin die bekannten motorischen und sensorischen Erscheinungen des Schwindels ein. Vegetative Symptome fehlen in der Regel bei einem derartigen Versuch. Das ändert sich auch nicht, wenn einige solche Versuche in Abständen von mehreren Minuten hintereinander vorgenommen werden. Experimentiert man aber länger mit einer Vp. — etwa 1 Stunde lang — dann ändert sich allmählich ihr Befinden. Der Vp. wird etwas unbehaglich zumute, sie wird blaß im Gesicht und gähnt viel. Ein gewisses Ruhebedürfnis macht sich geltend. Dabei kann es bleiben. Wird trotzdem weiter experimentiert, so melden sich bald Zeichen richtiger Nausea: Magendruck und Übelkeit, Speichelfluß und Erbrechen. Diese Beschwerden pflegen meist länger anzuhalten; es kann Stunden dauern, bis die Vp. sich wieder richtig wohl fühlt. Im Gesamtverlauf einer solchen Versuchsreihe treten also nacheinander die vegetativen Symptome in Erscheinung. Man hat gewissermaßen einen Ménièreschen Anfall unter der Zeitlupe vor sich. Keineswegs verliefen die Versuche gesetzmäßig bei allen Vpn. so. Auch hier wechselt das Bild im einzelnen. Darauf wird noch eingegangen werden. In weiteren Versuchen wurden zur Vestibularisreizung Reizserien benutzt, in denen die Reizzeiten und die Intervalle zwischen den Reizen gleich lang waren. Applizierte man nun eine solche Reizserie, in der Reizzeit und Pause je eine Sekunde, und deren Gesamtdauer etwa 15 bis 20 Sekunden betrug, so ließ sich beobachten, daß diese Serien meist recht schlecht vertragen wurden. Oft schon nach einer solchen Reizung meldeten sich vegetative Symptome. Bei wiederholter Anwendung konnte meist nach einigen Minuten derselbe Erfolg erzielt werden, der sonst erst nach einer Stunde eintrat. Dabei waren die Einzelreize in dieser Serie eher kürzer als in der zuerst beschriebenen. Ihre Intensität war die gleiche, und die Gesamtzahl der erteilten Reize war jedenfalls nicht größer als in der ersten Versuchsreihe. Aber die Einzelreize waren auf einen kürzeren Zeitraum zusammengedrängt, sie folgten schneller aufeinander. Völlig unwirksam dagegen waren Reizserien, in denen Reize und Intervalle etwa je $^1/_6$. Sekunde betrugen. Auf diese spricht das vestibuläre System überhaupt nicht mehr an, da die Dauer der Einzelreize zu kurz ist. Die Abb. 3 zeigt die drei erwähnten Reizformen in kurvenmäßiger Darstellung.

Aus diesen Versuchen geht hervor, daß in bezug auf den vegetativen Erfolg bei der galvanischen Durchströmung des Kopfes der Einzelreiz sich als viel weniger wirksam erweist als die Reizserie. Wohl führt ein einzelner Stromstoß, der das vestibuläre System überhaupt zu erregen vermag, zu Veränderungen im Bereich der Motorik und des Sensoriums. Aber er bleibt ohne Wirkung auf die vegetative Sphäre. Dagegen treten bei wiederholten, in bestimmten zeitlichen Intervallen ausgeführten Reizen die vegetativen Veränderungen fast regelmäßig auf und zwar auch dann, wenn die Einzelreize nur von geringer schwellennaher Intensität sind. Das Einwirken wiederholter Reize innerhalb eines bestimmten Zeitraumes, also die zeitliche Reizformung, scheint von besonderer Bedeutung zu sein. Dieses Moment hat auch M. H. Fischer in seiner letzten Darstellung der Seekrankheit mehr hervorgehoben, und er hat daran erinnert, daß ja die Symptome der Nausea nicht gleich zu Beginn der Schiffsbewegungen auftreten, sondern sich erst allmählich entwickeln, daß sie also eine gewisse Latenz haben. Er weist ferner darauf hin, daß in dem vegetativ besonders wirksamen

Drehversuch mit frei beweglichem Kopf die Schlingerbewegungen des Kopfes ebenfalls eine immer neue, wiederholte Reizung des Vestibularapparates darstellen. Endlich handelt es sich bei den optokinetischen Versuchen gleichfalls um eine rhythmische Reizform bestimmter zeitlicher Gliederung.

Diese Ergebnisse und Befunde können aber noch weiterführen, führen, wenn sie in Zusammenhang gebracht werden mit den Erkenntnissen der modernen Erregungsphysiologie. (LAPICQUE (11), STEIN und QUINCKE) (14). Diese unterscheidet Nerven, die auf einen Einzelreiz antworten, und solche, die erst auf wiederholte Reize hin zu einem Effekt an ihrem Erfolgsorgan führen. Letztere sind von LAPICQUE als iterative Nerven bezeichnet worden. Zu diesen gehören vor allem eine Reihe von autonomen Nerven, wie die Vasomotoren und der Nervus vagus. Außerdem aber auch bestimmte spinale zentralnervöse Apparate, z. B. die, die den fremdreflektorischen Abläufen dienen. Alle diese Apparate haben in ausgesprochenem Maße die Fähigkeit zur Summation. Aber sie unterscheiden sich voneinander durch die Zeit, innerhalb deren sie Einzelreize bestimmter Dauer und Intensität wirksam summieren können (sogenannte Summationszeit). Diese Summationszeit, die gegeben ist durch die zur Errregung notwendige Gesamtzahl der Reize und die Dauer der zwischen den Einzelreizen liegenden Intervalle, kennzeichnet nach LAPICQUE neben Intensitäts- und Zeitschwelle die Erregbarkeit dieser nervösen Systeme. Für die einzelnen nervösen Apparate gibt es danach also bestimmte, in ihrer Wirkung optimale Reizformen. Man kann sich dieser Anschauung folgend vorstellen, daß die den vegetativen Steuerungen dienenden Apparate des Hirnstammes solche iterativen Systeme darstellen. Damit wäre eine physiologische Grundlage für die Tatsache gegeben, daß für das Zustandekommen der vegetativen Symptome die Wiederholung der Reize eine so viel ausgesprochenere Wirkung hat als ein Einzelreiz. Es würde weiter verständlich, daß eine in Minutenpausen gegliederte Reizserie bei der gleichen Reizzahl einen anderen oder geringeren Effekt hat, als eine Serie mit Intervallen von Sekunden, denn die Dauer der Reizpausen ist ja ein Faktor in der Summationszeit. Endlich könnte das besondere Hervortreten bestimmter vegetativer Veränderungen in der Nausea, das wir am Anfang beschrieben, und die Aufeinanderfolge der Symptome in der Zeit eben mit der verschiedenen Summationszeit der einzelnen vegetativen Systeme zusammenhängen.

Die so skizzierten Anschauungen sind freilich durch die angeführten Beobachtungen in ihren Einzelheiten nicht streng bewiesen. Es handelt sich ja hier um recht komplizierte menschliche Reaktionsweisen, die sich nicht in der gleichen Weise zahlenmäßig festhalten lassen wie die Antworten eines tierischen Präparates. Zudem waren unsere Versuche ursprünglich in einer ganz anderen Richtung angesetzt. Dennoch liegt es auf der Hand, daß eine große Zahl bekannter Tatsachen dieses Gebietes sich ohne Zwang diesen Anschauungen einfügt. Die alte Irradiationshypothese postuliert zu einseitig die besondere Bedeutung des intensiven Momentes der wirksamen Reize, und sie bedarf einschneidender Modifikationen, wenn, wie in unserem Falle, die Irradiation nicht wahllos alle vegetativen Apparate ergreift, sondern wenn sie in bestimmter Richtung auswählt. Im Rahmen der von uns gegebenen Vorstellung wird die Bedeutung der Reizstärke für das Zustandekommen der vegetativen Erscheinung keineswegs geleugnet. Sie ist aber nicht allein ausschlaggebend, sondern sie ist ein Faktor in der Reizgestaltung neben anderen. Endlich soll hier nicht unerwähnt bleiben, daß die physiologische Charakterisierung der vegetativen Apparate im Hirnstamm als iterativer Systeme, die auf bestimmte zeitliche Reizformen optimal ansprechen, in den letzten Jahren eine besonders exakte experimentelle Stütze bekommen hat, durch die Versuche von Hess (8) über den Schlaf. Hess ist es gelungen, bei Katzen durch direkte elektrische Reizung des Hirnstammes Schlaf hervorzurufen, wenn er Reizserien bestimmter Frequenz und bestimmter Dauer anwandte. Vielleicht gehören das Gähnen und die Müdigkeit, die unsere Vpn. während der wiederholten galvanischen Schwindelversuche zeigten, in diesen Bereich. Ob sich mit den bisher aufgezählten Bedingungen in allen Fällen das Zustandekommen vegetativer Erscheinungen im Schwindel physiologisch erfassen läßt, ist gegenwärtig nicht mit Sicherheit zu entscheiden. Wahrscheinlich ist es, daß noch andere Momente eine Rolle spielen, die aber noch nicht hinreichend klargestellt sind. So pflegt nach M. H. Fischer eine recht heftige Nausea dann einzutreten, wenn die Reizsituation so beschaffen ist, daß man eine Asymmetrie der Vorgänge in beiden Labyrinthen annehmen darf, wenn also etwa die zwei Labyrinthe zur Schwerkraftrichtung ungleich orientiert sind. Da in allen Schwindelversuchen asymmetrisch ansetzende Reize eine besondere Valenz haben, erscheint uns dieser Hinweis wichtig zu sein. Angeführt worden ist weiter die nervöse Disposition, die verschiedene

Reizbarkeit des Z.N.S., doch ist über die Einzelheiten etwa konstitutionell gegebener Bedingungen kaum etwas bekannt.

3. Erweiterung der bisherigen Fragestellung.

Es ist nun recht interessant, daß auch von psychologischer Seite bereits vor vielen Jahren die Bedeutung rhythmischer wiederholter Reizung bestimmter Körperstellen für das Zustandekommen stimmungsmäßiger Reaktionen erkannt worden ist. FREUD (7) hat die Ansicht vertreten, daß es vor allem beim kleinen Kinde einzelne Körperstellen gibt, von denen her in besonders ausgesprochener Weise Lust- und Unlustgefühle angeregt werden können, wobei es zunächst dahingestellt bleibt, ob diese Gefühle immer eine sexuelle Färbung tragen. Es sind dies die sogenannten erogenen Zonen. Abgesehen von dieser im Körperschema gegebenen Vorlage mißt er für das Entstehen affektiver Regungen die größte Bedeutung den Bedingungen und den Qualitäten der Reize zu. Als eine solche Qualität wird von ihm der rhythmische Charakter der Reizung angeführt. Freud erinnert daran, wie gern Kinder sich allen möglichen „rhythmischen mechanischen Körpererschütterungen" hingeben und ihre dauernde Wiederholung wünschen. Schaukeln, Karussellfahren, Drehen um sich selber sind beliebte Spiele. Das Wiegen, das die Säuglinge oft so prompt beruhigt, gehört ebenfalls hierher. Daß bei allen diesen Vorgängen Einwirkungen auf den Vestibularapparat mit eine Rolle spielen, ist nicht zu bezweifeln. Aber diese alltäglichen Erfahrungen können unseren Blick noch in eine andere Richtung lenken. Unsere Darstellung war bisher davon ausgegangen, daß die Nausea mit ihrer dysphorischen Verstimmung das dem Schwindel zugehörige vegetative Syndrom sei. Jetzt aber wird deutlich, daß auch ausgesprochene Euphorie mit ihm verbunden sein kann. Viele Kinder und auch Erwachsene vertragen Schwindelbewegungen recht gut und ohne alle schlimmen Folgen. Auch unter unseren Vpn. befand sich eine, die nie nauseaartige Symptome zeigte, sondern auf die alle Schwindelversuche nur im Sinne der Belustigung und der Euphorie wirkten. Auch ist es längst bekannt, daß Säuglinge und Kleinkinder in der Regel nicht seekrank werden, obwohl bei ihnen vestibuläre Reaktionen, wie zum Beispiel der Nystagmus, auslösbar sind. Die übliche Darstellung also, daß zum Schwindel nauseaartige Symptome hinzukommen oder nicht, ist nicht umfassend genug und sieht das Problem zu einfach. Fordert man etwa Menschen auf, mit Karussell zu fahren, so sind die einen geradezu animiert von dem Vorschlag. In ihnen klingt an das Vergnügen und die Belustigung, die solche Fahrten bei ihnen auslösten. Andere winken deutlich ab, schon das bloße Zusehen kann sie krank machen. Und einige machen ein süß-saures Gesicht, sie wissen nicht recht, wie es ausgehen wird und möchten doch ganz gerne mittun. Affektiv beteiligt sind alle diese, die so reagieren, aber die ausgelösten Gefühle sind recht verschieden. Sie zeigen, was die einzelnen in solchen Schwindelsituationen erlebt haben.

Sucht man im Rahmen des bisher Erörterten nach einer physiologischen Deutung dieser Phänomene, so kann man annehmen, daß die in Schwindelversuchen auftretende vegetative Umstimmung hinsichtlich ihres Erfolges an den verschiedenen Organen jeweils eine verschiedene Richtung nehmen kann, der dann auch eine bestimmte psychische Valenz zukommt (Euphorie, Dysphorie, Ambivalenz). Der Begriff der Umstimmung läßt diese Möglichkeit durchaus zu, denn wir wissen, daß die nervöse Umstimmung innerhalb des vegetativen Bereiches das Organgeschehen abwandelt. Aber in welcher Richtung diese Abwandlung geschieht, das hängt von einer ganzen Reihe von Momenten ab. In unserem Falle spielen für diese Entscheidung z. B. eine Rolle: das Lebensalter, der jeweilige Zustand der Erfolgsorgane (etwa Überfüllung des Magens oder eine Magenerkrankung), sicher auch die seelische Verfassung, in der sich jemand befindet, und endlich auch das bisher in ähnlichen Situationen Erlebte und mit diesem Verknüpfte. Ein überaus kompliziertes Gefüge also, welches zeigt, daß solche vegetativen Abläufe nicht eindeutig bestimmt sind durch die nervösen Impulse, die auf sie einwirken, sondern daß sie ihnen gegenüber eine gewisse Selbstbestimmung, eine gewisse Autonomie bewahren. Wir halten es deshalb nicht für glücklich, wenn solche Vorgänge kurzerhand als Reflexe, etwa vom Labyrinth auf den Magen oder die Vasomotoren, bezeichnet werden. Damit wird ein zu starres und zu enges Schema geschaffen, das eine Auflockerung oft nur durch den Hinweis auf konstitutionelle Varianten zuläßt, die häufig nicht recht faßbar sind. Es mag Menschen geben, die überhaupt nie seekrank werden, denen auch schwierige Seefahrten gar nichts machen, und solche, die regelmäßig ihre Nausea bekommen. Aber wie viele Möglichkeiten bestehen außerdem! Man kann nach einigen Fahrten seefest werden. Das kommt auch in Schwindelexperimenten vor. Aber diese Gewöhnung kann nach gewisser Zeit wieder abklingen und muß von neuem erworben werden. Eine bestimmte ausgebildete Reaktionsweise kann plötzlich einmal nach beiden Richtungen hin durchbrochen werden; und in den Experimenten ist es so, daß dies auch unabhängig von den rein physikalischen Reizbedingungen vorkommen kann. Fast drängt sich ein Vergleich mit der hysterischen Symptombildung auf. Vielleicht ist doch wie dort jeder Mensch „nauseafähig". Ob aber im Einzelfall vegetative Symptome gebildet werden und welche, das hängt von vielen Bedingungen ab, die sorgfältig gesucht werden müssen und von denen wir einige aufzuzeigen versuchen. Dabei aber ist es wichtig, daß eine solche Analyse möglichst wenig beengt wird durch eine vorausgenommene schematische Hypothese über das Wie dieser Symptombildung.

4. Der „Magenschwindel".

Die ganze bisherige Darstellung würde immer noch ein unvollständiges Bild von den Beziehungen des Schwindels zum vegetativen Bereich geben, wenn nicht noch einer Gruppe von Beobachtungen gedacht würde, die das Interesse der inneren Klinik seit Jahrzehnten auf sich gezogen hat. Es ist dies der sogenannte Magenschwindel, vertigo a stomacho laeso, vertigo stomacal. Unter diesem Namen hat die alte französische Klinik, vor allem TROUSSEAU (16), Fälle zusammengefaßt, in denen bei Magenkranken Schwindelerscheinungen zum Teil recht heftiger Art anfallsweise auftreten. Schon TROUSSEAU weist darauf hin, daß dieser Schwindel in seiner Erscheinungsform ganz dem MÉNIÈREschen gleichen kann. Er kann die Form des echten Drehschwindels annehmen. CURSCHMANN (5) hat diese Form sogar häufiger gefunden als das einfache unsystematische Schwindelgefühl. Aber auch andere Erlebnisse kommen dabei vor: daß der Boden schwankt, sich ein Abgrund vor dem Kranken auftut, eine Leere und ein Durcheinander im Kopfe ist, als ob die Sinne schwinden. Mit diesem Erlebnis kann sich ein Schwanken des Körpers verbinden, eine Unsicherheit bis zum Hinstürzen. Unter den Magenerkrankungen sind es vor allem die Gastritis und das Ulcus mit Superazidität, bei denen solche Schwindelzustände beobachtet wurden. Uns (18) berichtete besonders eine bestimmte Gruppe von Magen-Darm-Neurotikern über zeitweise auftretendes heftiges Schwindelgefühl. Und LEUBE (13) hat vielleicht ähnliche Fälle im Auge gehabt, wenn er in einer kleinen Mitteilung über Darmschwindel Kranke mit unklaren Magen-Darmbeschwerden und Klagen über Schwindel schildert, die interessanterweise fast alle bei der rektalen Untersuchung einen heftigen Schwindelzustand bekamen. Über den klinischen Zusammenhang der Magenbeschwerden und dieser vertiginösen Symptome liegen recht verschiedene Angaben vor. CURSCHMANN sah Schwindel vor allem im Zusammenhang mit heftigeren Magenschmerzen auftreten, für TROUSSEAU ist die Leere des Magens von besonderer Bedeutung. Im ganzen ist alles recht unklar. Man wird natürlich heute, wo der Vestibularapparat viel besser untersucht werden kann, dem alten Krankheitsbild des Magenschwindels skeptischer gegenübertreten müssen. Nicht jeder Zustand von Synkope darf so bezeichnet werden. Auch die bessere Kenntnis neurotischer Störungen wird uns zur Vorsicht mahnen. Aber schließlich haben auch diese eine Physiologie und können nicht einfach mit Worten wie Überlagerung oder psychogene Zutat abgetan werden. Es ist immerhin bemerkenswert, daß die Klinik an diesem Syndrom nicht nur festgehalten hat, sondern daß es erst neuerdings von internistischer Seite her eine gewisse Erweiterung erfahren hat. v. BERGMANN (1) hat auf die Bedeutung hingewiesen, die den Klagen über Schwindel in der Diagnostik der Cholezystopathien zukommen kann, und er hat mit bezug auf diese geradezu von „Vertigo a vesica fellea laesa" gesprochen.

Die physiologische Deutung, die diesen Phänomen gegeben wird, ist meist die, daß die durch die pathologischen Vorgänge hervorgerufenen Irritationen des Magen-Darmtraktus auf dem Wege zentripetaler autonomer Bahnen die Zentren der Medulla oblongata, zu denen auch das Kerngebiet des Vestibularis gehört, mit in Erregung versetzen. Man hat deshalb alle diese Schwindelzustände wenig klar und glücklich auch Reflexschwindel genannt. Vorbild dieser Deutung war immer diejenige, die HEAD für seine bekannten Zonen gab, daß nämlich eine vegetative Erregung ausstrahle in bestimmte animalische Bezirke. In diesem Sinne hat auch v. BERGMANN den Schwindel bei Cholezystopathie aufgefaßt. Auf weitere Einzelheiten soll hier nicht eingegangen werden, auch nicht darauf, inwieweit diese Vorstellung berechtigt ist.

5. Schwindel und vegetatives System in wechselseitiger Beziehung.

Der ganze Beobachtungskreis des Magenschwindels erscheint uns deshalb von Bedeutung, weil er zeigt, daß nicht nur der Schwindel vegetative Veränderungen im Gefolge hat, sondern auch umgekehrt diese zu Schwindel führen können. Die Beziehungen sind nicht einseitig gerichtet, vielmehr ist ein Hin und Her, ein wechselseitiges

Ineinander möglich. Es ist nicht so, daß nur das Gehirn die vegetativen Abläufe umstimmen kann, auch dieses kann gewissermaßen Erfolgsorgan vegetativer Veränderungen sein. TROUSSEAU's Vorstellung vom Zustandekommen des Schwindels war überhaupt ganz auf diese letztere Möglichkeit gestellt. Er glaubte, daß sowohl vom Labyrinth aus, wie vom Magen her, reflektorisch eine Konstriktion der Gehirngefäße erfolge, deren Folge — die Ischämie — zerebrale Störungen bedinge, die sich im Schwindel ausdrückten. Es liegt an dieser „wechselseitigen Assoziation" von Schwindel und vegetativer Umstimmung, daß der Schwindel zur Übelkeit führt und sie immer mehr anschwellen läßt, diese aber wiederum immer schwindliger macht. In diesem Spiel ist mitunter Anfang und Ende nicht zu trennen, so daß man zweifeln kann, ob jemand magenkrank ist oder einen MÉNIÈRE hat, oder ob ein Hirntumor droht. Im Einzelfall kann das alles sehr klar liegen, aber hier kommt es darauf an, den Gesamtzusammenhang der Beobachtungen wenigstens sichtbar werden zu lassen.

Dieser aber treibt uns nun der Frage zu, was denn überhaupt diese wechselseitige Assoziation von Schwindel und vegetativem Bereich zu bedeuten habe. Warum es denn gerade im Schwindel zur Bildung vegetativer Symptome kommt und umgekehrt. Die geläufige Antwort auf diese Frage ist eine anatomische. Nach KOHNSTAMM gibt die „innige Nachbarschaft des dreieckigen Vestibulariskernes und des Vagusfeldes" in der Medulla oblongata die Grundlage für diese Beziehung ab. Aber es ist schon darauf hingewiesen worden, daß es sich gar nicht nur um Vagussymptome handelt, und daß andererseits sichere Vagussymptome, wie wir sie z. B. beim Hirndruck sehen, fehlen. So sind Ergänzungsannahmen nötig. Zudem führt auch der nicht vestibuläre, optokinetisch ausgelöste Schwindel zu vegetativen Symptomen. Soll auch für diesen Fall die anatomische Deutung Geltung haben, so ist eine rückläufige Erregung der Vestibulariskerne zu fordern, die nicht weiter begründet werden kann. So gerät der Rekurs auf die Anatomie in immer neue Schwierigkeiten. Er kann nicht recht befriedigen.

Eine andere Vermutung zu unserer Frage ist von BOURGUIGNON (2) aus den Ergebnissen der Chronaximetrie entwickelt worden. Es hat sich herausgestellt, daß der Zeitfaktor der Erregbarkeit, die Chronaxie des vestibulären Apparates viel länger ist als etwa die der Muskeln oder der andern Sinnesorgane, ja daß sie fast die Größenordnung erreicht, die den vegetativen Organen zukommt. Auf dieser Basis einer ähnlichen Erregbarkeitscharakteristik könnte nach Bourguignons Ansicht die funktionelle Beziehung zwischen dem vestibulären und dem vegetativen Gebiet beruhen. Damit wäre ein physiologischer Ausdruck gefunden, der Funktionszusammenhänge reduziert auf zeitliche Entsprechungen der Erregungsabläufe. Für das hier vorliegende Problem erscheint uns diese vorläufig zu unbestimmte Analogie aber nicht ausreichend.

Gestehen wir deshalb ruhig zu, daß vor der Hand eine bündige Antwort auf die hier aufgeworfene Frage nicht gegeben werden kann. Aber es kann Klarheit darüber erstrebt werden, welcher wissenschaftliche Ort diesem Problem anzuweisen ist. Da ist denn festzustellen, daß der Schwindel zunächst einmal ein seelisches Erlebnis ist vom Charakter einer Störung, einer inneren Krise, und daß in dieser bestimmte körperliche Symptome gebildet werden, denen veränderte vegetative Organabläufe zugrunde liegen. Umgekehrt — pathologisch bedingte vegetative Umstimmung kann ins Bewußtsein treten als Änderung des Befindens und als Schwindel. Unser Problem liegt also dort, wo gefragt wird, wie ein Erlebnis zu einem körperlichen Symptom führen kann und welches dann gewählt wird. So mündet diese Untersuchung ersichtlich ein in die psychophysische Frage, die heute in dem Suchen nach einem Verständnis der Organwahl der Neurosen die Medizin bewegt.

Anhang.

a) Optokinetische Versuche (Methode wie früher).

Jeder Versuch dauerte etwa 3 Minuten. Die Vp. sah erst die Streifen an; dann Fixation der Marke.

Nr. 1, Vp. M., 5. 11. 1930.

1. Versuch: — Keine vegetativen Symptome.
   Pause von 5 Minuten (zum Protokollieren).
2. Versuch: — Keine vegetativen Symptome.
   Pause wie oben.
3. Versuch: — Keine vegetativen Symptome.
   Pause wie oben.
4. Versuch: — Vp. gähnt wiederholt und wird blaß. Sie hat ein unbehagliches Gefühl (so wie „übel“).
   Pause von etwa 10 Minuten.

5. Versuch: — Vp. gähnt weiter, Gesicht blaß, Müdigkeitsgefühl, Magendrücken.

Pause von 5 Minuten.

6. Versuch: — Nach diesem Versuch entwickeln sich im Laufe der nächsten Minuten Schweißausbruch, Übelkeit und Erbrechen.

Die Übelkeit und das schlechte Befinden halten noch etwa eine Stunde lang an.

Im ganzen: Langsame Entwicklung der vegetativen Störungen im Laufe von etwa 45 Minuten.

Nr. 2, Vp. Sch., 7. 11. 1930.

Kranker mit Ménièreschen Anfällen ohne sonstigen neurologischen Befund.

Nach einem Versuch von 2 Minuten Dauer: Gähnen, dann mehrfaches Aufstoßen, Übelkeit mit Brechneigung. Vp. ist nach 5 Minuten ganz blaß geworden.

Der Kranke gibt an, daß er auch auf Eisenbahnfahrten bei bestimmten Geschwindigkeiten Übelkeit und Erbrechen bekommt, wenn er zum Fenster hinaussieht (optokinetischer Schwindel!).

Im ganzen: Sofortiges Einsetzen des ganzen vegetativen Syndroms nach einem Versuch, offenbar infolge besonderer Labilität.

b) Beobachtungen bei wiederholter galvanischer Reizung.
(Methodik wie früher.)

Nr. 1, Vp. V., 23. 5. 1931.

Jeder Einzelversuch dauerte 2—3 Sekunden. Spannung 30 Volt.
Anode: rechts.

4,55 Uhr Versuch: — Keine vegetativen Symptome;
5,00 „ „ — „ „ „
5,05 „ „ „ „ „
so fort bis
5,30 Uhr „ „ „ „

Im ganzen: Innerhalb von 35 Minuten keine Änderung des Befindens der Vp.

Nr. 2, dieselbe Vp., 24. 5. 1932.

Reizserie von 15 Sekunden Gesamtdauer, Reizzeit und Intervall je eine Sekunde. Im Stromkreis Quecksilberunterbrecher, der durch einen Motor betrieben wird.

Wenige Minuten nach der Serie: Unangenehmes Gefühl mit Gähnen, Übelkeit und Magendruck. Dösigkeit im Kopfe.

Nr. 3, dieselbe Vp., 26. 5. 1932.

Reizserie von 15 Sekunden Gesamtdauer, Reizzeit und Intervall je $^1/_6$ Sekunde.

Nach der Reizserie: Keine vegetativen Veränderungen; während der Reizserie keine motorischen und sensorischen Erscheinungen.

Im ganzen: Diese Serie ist völlig unwirksam, der Vestibularapparat spricht überhaupt nicht an. (Zu kurze Dauer des Einzelreizes!)

Literaturverzeichnis.

Zusammenfassende Darstellungen: Fischer, M. H., Die Regulationsfunktion des menschlichen Labyrinthes. München 1928. — Derselbe: Die Seekrankheit. Bethes Handbuch der Physiologie Bd. 15, 1. Hälfte. Berlin 1930. — Spiegel, E. A.: Experimentelle Analyse der vegetativen Reflexwirkungen usw. Handbuch der Neurologie des Ohres Bd. 3. Berlin-Wien 1926.

1. v. Bergmann: Funktionelle Pathologie. Berlin 1932. — 2. Bourguignon: Revue neur. 34, 1017 (1927). — 3. Bruns: Med. Klinik 10, 1093 (1914). — 4. Colley: Z. klin. Med. 105, 267 (1927). — 5. Curschmann: Dtsch. Arch. f. klin. Med. 123, 365 (1917) — 6. Déjérine: Sémiologie S. 453. Paris 1926. — 7. Freud: Drei Abhandlungen zur Sexualtheorie. — 8. W.R. Hess: Verh. südwestd. Neurol. und Psych. Baden-Baden 1929. — 9. Kohnstamm: Verh. dtsch. otol. Ges. 1911, 203. — 10. Krause, F.: Z. klin. Med. 121, 563 (1932). — 11. Lapicque, L.: Physiologie générale etc. Im Nouveau Traité de psychologie Bd. 1. Paris 1930. — 12. Leidler, R.: Der Schwindel. Handb. d. Neurol. d. Ohres Bd. 1. Berlin-Wien 1931. — 13. Leube: Dtsch. Arch. f. klin. Med. 36, 323 (1885). — 14. Quincke und Stein: Klin. Wschr. 10, 2377 (1931). — 15. Quix: zit. nach M. H. Fischer. — 16. Trousseau: Clinique Médicale de l Hôtel-Dieu Bd. 3, S. 1. Paris 1885. — 17. Vogel, P.: Nervenarzt 5, 169 (1932). — 18. Derselbe: Z. Neur. 141, 193 (1932). — 19. Wodak und Fischer: zit. nach M. H. Fischer.

10. MERZ, K. W. Über den Wirkungsantagonismus von Blutkörperchen und Serum bei chemisch faßbaren biologischen Vorgängen. Reichsmark 1.20
11. MÜHLBACH, R. Über Raumkurven in der Möbiusschen Geometrie. Rm. 1.20
12. ERNST, PAUL. Wurzeln der Medizin. Reichsmark 1.50
13. MAYER, ADOLF. Naturwissenschaftliche Apologetik des Christentums. Rm. 1.60
14. BAER, REINHOLD. Beiträge zur Galoisschen Theorie. Reichsmark 1.80
15. SALOMON, WILHELM. Neue geologische Beobachtungen im Baitonegebiet des Adamello. Reichsmark 0.90
16. ERDMANNSDÖRFFER, O. H. Über Disthen-Andalusitparagenesen. Rm. 1.20
17. SCHNEIDT, MAX. Kurvennetze ohne Umwege. Reichsmark 1.30
18. BOPP, K. J. H. Lamberts und A. G. Kaestners Briefe, aus den Gothaer Manuskripten herausgegeben. Reichsmark 2.20
19. FREUDENBERG, K. Zur Kenntnis des Fichtenholz-Lignins. Reichsmark 1.10

Jahrgang 1929. 1. VOLK, OTTO. Über Flächen mit geodätischen Dreiecksnetzen. Reichsmark 2.50
2. SCHMIDT, F. K., KRULL, W., BREUER, S. Beiträge zur Algebra. Nr. 11—13. Reichsmark 1.80
3. HIEBER, W. Zur Kenntnis der chemischen Reaktionen des Eisencarbonyls. Reichsmark 0.90
4. SALOMON, WILHELM. Gletscherbeobachtungen am Vadret Lischanna (Unterengadin). Reichsmark 1.—
5. SALOMON, WILHELM. Arktische Bodenformen in den Alpen. Reichsm. 2.50
6. MÜLLER, MAX. Über die Greensche Funktion des Laplaceschen Differentialausdruckes. Reichsmark 1.50
7. RÜGER, L. Machairodus latidens Owen aus den altdiluvialen Sanden von Mauer a. d. Elsenz. Reichsmark 0.90
8. LENARD, P. Über Energie und Gravitation. Reichsmark 1.90
9. DEECKE, W. Zur Entstehung der Kare. Reichsmark 0.80
10. ROESER, E. Neue Sätze über sphärische und hyperbolische Fünfecke. Reichsmark 1.—
11. BALDUS, R. Über Eulers Dreieckssatz in der absoluten Geometrie. Rm. 1.—
12. TRAUTZ, M. Die Reibung, Wärmeleitung und Diffusion in Gasmischungen. II. Reichsmark 2.80
13. SANDER, B., u. FELKEL, E. Zur tektonischen Analyse von Schmelztektoniten. Reichsmark 2.50
14. SCHOLZ, ARNOLD. Beiträge zur Algebra. Nr. 14. Reichsmark 1.20
15. BAER, REINHOLD. Beziehungen zwischen den Grundbegriffen der Topologie. Reichsmark 1.60
16. HERBST, CURT. Untersuchungen zur Bestimmung des Geschlechts. Weitere Experimente über die Vermännlichung indifferenter Bonellia-Larven durch künstliche Mittel. Reichsmark 3.—
17. ERDMANNSDÖRFFER, O. H. Über Alkalihornblenden aus dem Radautal. Reichsmark 0.80
18. GRUBER, FRIEDRICH. Neuer Beweis des Transversalensatzes in der absoluten Geometrie. Reichsmark 0.80
19. ROSENTHAL, A. Über die Existenz der Lösungen von Systemen gewöhnlicher Differentialgleichungen. Reichsmark 1.20

Jahrgang 1930. 1. GOTTFRIED, C. Über kontaktmetamorphe Gesteine des Baitonegebietes in der Adamellogruppe (Italien). Reichsmark 1.—
2. RÜGER, L. Über einen Granulit mit „Sekundärschieferung" von Auerswalde i. S. Reichsmark 1.50
3. Beiträge zur Algebra Nr. 15—17: a) KAPFERER, HEINR. Über Schnittpunktsysteme mit vorgeschriebenen Multiplizitätszahlen. b) KAPFERER, HEINR. Eine idealtheoretische Lösung des Cramerschen Paradoxons, die jeden singularen Fall umfaßt. c) SCHOLZ, ARNOLD. Über das Verhältnis von Idealklassen und Einheitengruppen in Abelschen Körpern von Primzahlpotenzgrad. Reichsmark 3.20
4. KINZL, HANS. Flußgeschichtliche und geomorphologische Untersuchungen über die Feldaistsenke im oberösterreichischen Mühlviertel und die angrenzenden Teile Südböhmens. Reichsmark 3.20
5. BALDUS, RICHARD. Zur Axiomatik der Geometrie III. Über das Archimedische und das Cantorsche Axiom. Reichsmark 0.80
6. SALOMON-CALVI, WILHELM. Epeirophorese. Teil I. Reichsmark 1.40

7. WELLSTEIN, JULIUS. Zur Klassifikation der regulären Scharen quadratischer Formen. Reichsmark 1.—
8. BETTMANN. Über Modellierungen des Gefäßendabschnittes. Reichsmark 2. —
9. ROESER, ERNST. Sphärische und hyperbolische Vielecke. Reichsmark 1.65
10. KAUFMANN, BORIS. Über die Ränderzuordnung bei topologischen Abbildungen in der Ebene und im Raume. Reichsmark 1.65
11. SCHEFFEN, WALTHER. Pseudopemphix Fritschii Wüst, Lithogaster tiefenbachensis Assm. und Pemphix Sueurii Desm. Reichsmark 3.20
12. VOELCKER, ILSE. Felis issiodorensis Croizet von Mauer a. d. E. Rm. 1.40
13. SALOMON-CALVI, WILHELM. Epeirophorese. Teil II. Geodätische Beweise. Reichsmark 1.—
14. FREUDENBERG, KARL. Kritik an der Berechnung des optischen Drehungsvermögens von Zuckern. Reichsmark 1.—
15. JÄNECKE, ERNST. Über das reguläre vierdimensionale Fünfzell. Rm. 3.—
16. BOEHM, KARL. Über lineare Differentialgleichungen mit konstanten Koeffizienten und einer Störungsfunktion. Reichsmark 1.80
17. KAMKE, E. Über die eindeutige Bestimmtheit der Integrale von Differentialgleichungen II. Reichsmark 1.70

Jahrgang 1931. 1. PFANNENSTIEHL, MAX. Die Fauna der Kirchberger Schichten von Lohn am Randen. Reichsmark 2.75
2. SALOMON-CALVI, WILH. Radium-reiche Erdölsolen und das Problem der Herkunft ihres Radiums. Reichsmark 2.—
3. VOELCKER, J. Hippopotamus amphibius von Mauer a. d. Elsenz. Rm. 1.60
4. ERDMANNSDÖRFFER, O. H. Über Zoisitoligoklaspegmatit und seine Beziehung zu anorthositischen Magmen. Reichsmark 1.85
5. SCHMIDT, ARNOLD. Die Stetigkeit in der absoluten Geometrie. Reichsmark 1.80
6. KAUFMANN, BORIS. Parameterkurven ohne Halbtangenten. Reichsmark 1.90
7. HELLPACH, WILLY. Dritte Mitteilung zur Statik und Dynamik der deutschen Stammesphysiognomie. Reichsmark 2.20
8. SALOMON-CALVI, WILH. Epeirophorese. Teil III. Die vordiluvialen Eiszeiten. A. Die Eiszeiten des Tertiärs und Mesozoikums. Reichsmark 3.—
9. FREUDENBERG, KARL. Bemerkungen zur Stereochemie. Mit einem Anhang: Synthesen von Derivaten aktiver Aminosäuren. Reichsmark 2.20
10. MEHMKE, R. Über ein Gegenstück zum Eulerschen Satz vom ebenen Dreieck und zu dessen Verwandten im Raum und in höheren Räumen in der hyperbolischen Geometrie. Reichsmark 1.65
11. WEILER, W. Revision der Fischfauna des Septarientones von Wiesloch bei Heidelberg. Reichsmark 2.20

Jahrgang 1932. 1. SÖLCH, JOHANN. Der Rückzug der letzten Vergletscherung. Eine vergleichende Betrachtung. Reichsmark 2.50
2. Beiträge zur Algebra Nr. 18—19. Vorgelegt von ALFRED LOEWY: a) BAER, R. und LEVI, F. Vollständige irreduzibele Systeme von Gruppenaxiomen. b) KRULL, WOLFGANG. Matrizen, Moduln und verallgemeinerte Abelsche Gruppen im Bereich der ganzen algebraischen Zahlen. Reichsmark 4.—
3. ROESER, ERNST. Über die nichteuklidischen regulären Polyeder. Reichsmark 2.—
4. CESAREC, R. Über die Berechnung von Orthogonen der hyperbolischen Ebene. Reichsmark 2.20
5. HEFFTER, LOTHAR. Notwendige und hinreichende Bedingungen für den Cauchy'schen Integralsatz ohne Benutzung von Differentialquotienten. Reichsmark 1.50
6. JÄNECKE, ERNST. Etwas über die Schrumpfung der Erde. Reichsmark 1.50
7. SALOMON-CALVI, WILHELM, Vorläufiger Bericht über eine geologische Reise nach Korsika. Reichsmark 2.50
8. JÄNECKE, ERNST. Ist das Erdinnere fest? Reichsmark 1.80

Jahrgang 1933. 1. SALOMON-CALVI, WILHEM. Epeirophorese Teil III. Die vordiluvialen Eiszeiten B. Die Eiszeiten des Karbons und Perms. Reichsmark 1.20
2. Acht Arbeiten ALFRED LOEWY in Freiburg i. Br. zum 60. Geburtstag am 20. Juni 1933 gewidmet. Reichsmark 4.50
3. ERDMANNSDÖRFFER, O. H. Über den Buchonit von Poppenhausen in der Rhön. Reichsmark 1.70
4. MAX WOLF. 1863–1932. Ein Gedenkblatt. Reichsmark 4.—
5. P. VOGEL. Studien über den Schwindel. Reichsmark 4.—

WALTER DE GRUYTER & CO., BERLIN W 10 UND LEIPZIG

FSC
www.fsc.org
MIX
Papier | Fördert gute Waldnutzung
FSC® C083411

Zeitfracht Medien GmbH
Ferdinand-Jühlke-Straße 7
99095 Erfurt, Deutschland
produktsicherheit@kolibri360.de